# 血液
# 可不全是
# 红色的！

【美】唐恩·库西克 / 著
王瑞卿　孙亚思 / 译

中国出版集团　现代出版社

版权登记号：01-2020-0649

图书在版编目（CIP）数据

血液可不全是红色的！/（美）唐恩·库西克著；王瑞卿，孙亚思译. -- 北京：现代出版社，2020.9

（酷酷的自然）

ISBN 978-7-5143-8326-3

Ⅰ. ①血… Ⅱ. ①唐… ②王… ③孙… Ⅲ. ①血液—少儿读物 Ⅳ. ①R322.2-49

中国版本图书馆CIP数据核字（2020）第150370号

Get the Scoop on Animal Blood
© 2017 Quarto Publishing Group USA Inc.
All rights reserved.
Text © 2017 Dawn Cusick
Images © the photographers listed on page 79
Simplified Chinese copyright © 2020 Modern Press Co., Ltd.

**酷酷的自然：血液可不全是红色的！**

| | |
|---|---|
| 作　　者 | 【美】唐恩·库西克 |
| 译　　者 | 王瑞卿　孙亚思 |
| 责任编辑 | 王　倩　滕　明 |
| 封面设计 | 八　牛 |
| 出版发行 | 现代出版社 |
| 通信地址 | 北京市安定门外安华里504号 |
| 邮政编码 | 100011 |
| 电　　话 | 010-64267325　64245264（传真） |
| 网　　址 | www.1980xd.com |
| 电子邮箱 | xiandai@cnpitc.com.cn |
| 印　　刷 | 北京华联印刷有限公司 |
| 开　　本 | 889mm×1194mm　1/16 |
| 字　　数 | 110千 |
| 印　　张 | 5 |
| 版　　次 | 2020年9月第1版　2020年9月第1次印刷 |
| 书　　号 | ISBN 978-7-5143-8326-3 |
| 定　　价 | 48.00元 |

版权所有，翻印必究；未经许可，不得转载

# 目录

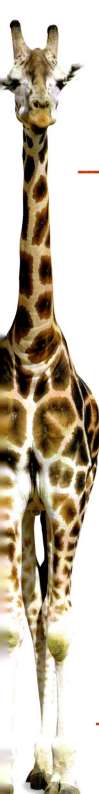
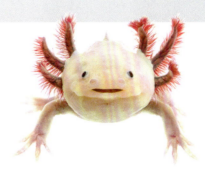

| | |
|---|---|
| 介绍 4 | 深水环境中的动物血液 42 |
| 101 种血液 6 | 冬眠的血液 46 |
| 血液的颜色 9 | 血液的气味 48 |
| 红细胞 10 | 用血液防御 50 |
| 毒液 12 | 动物的血液魔术 54 |
| 输送血液 14 | 令人惊讶的血液 56 |
| 血压 16 | 玻璃动物的血液 58 |
| 泵血 18 | 吸血者 60 |
| 高海拔地区动物的血液 24 | 血液测试 72 |
| 太空中的血液 26 | 古怪的血液 76 |
| 血液在医学方面的应用 28 | 致谢 79 |
| 大脑中的血液 30 | 术语 80 |
| 血液的温度 32 | 小实验 80 |
| 散热、降温 34 | |
| 保温 38 | |

# 介绍

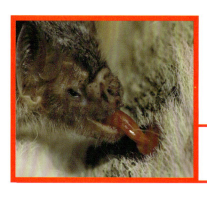

欢迎来到动物血液的世界！

你可能已经注意到，面对鲜血人们会有一些不同寻常的反应：有些人因为觉得恶心而回避，有些人会联想到吸血鬼或者僵尸，有些人直接就昏倒了，还有些人会说"好酷"。

如果血液会让你作呕，别担心，本书没有鲜血淋漓的图片。如果你晕血，可以躺在床上看这本书，这样你就不会跌倒。如果你是说"好酷"的那类人，本书会让你大饱眼福。

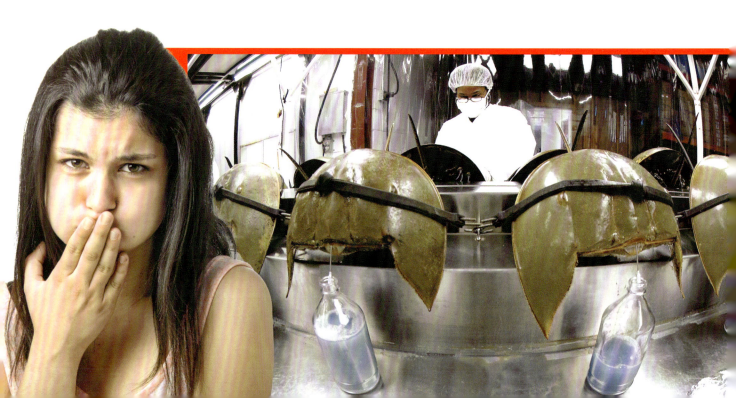

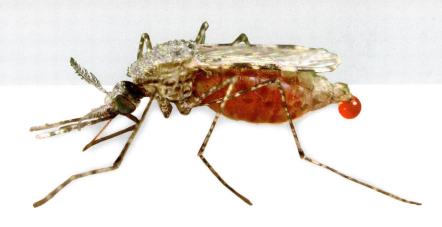

和自然界中大部分的事物一样，一开始知道的都是浅显的，你了解得越多就越会觉得有趣，血液也是这样。为什么海象和鲸鱼的血液更多？某些昆虫和蛇是怎么用血液来保护自己的？大多数动物是如何用血液调节体温的？冬眠动物是如何度过漫长的冬天的？

血液对你来说同样重要。不管你是做游戏，还是参加数学考试，或者正在读书，你的大脑都需要很多能量。要产生这些能量，你的脑细胞就需要很多富含氧气的血液。肌肉也需要很多能量，肌肉通过更多的血管为其供应充足的富氧血液。

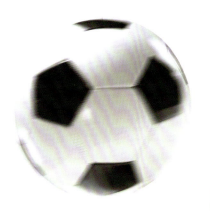

有关动物血液的独家
资料非常有趣！

# 101 种血液

你认为血液只是一种携带氧气的红色液体吗？其实不然，血液中还有很多的惊喜等你来探明。血液以不同的方式维持着动物的生命，并且它还会呈现出不同的颜色。

## 众多工作！

血液使氧气和二氧化碳在动物体内循环。此外，它还有其他的重要的工作。例如，帮助动物维持体温，为动物身体的不同部位提供营养素和激素。血液还能带走体内的废物，以及抵抗疾病。

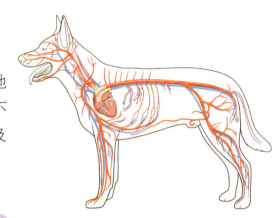

## 血液里有什么？

血液的液体部分被称为血浆。血浆中约 90% 是水。血细胞在血浆中穿行，血浆还携带了糖、盐、废物和其他分子。
有些细胞会携带氧气。在脊椎动物中，携带氧气的细胞是红色的，因为有一种叫作血红蛋白的蛋白质中含有铁。

## 请再来点水

因为血浆中绝大部分都是水，所以动物需要大量饮水。如果你没有喝到足够的水，血管就会收缩，使你的心脏工作得更辛苦。血管紧张会导致一些人头痛。如果外面很热，你会中暑或者热衰竭。野生动物也可能遇到这些问题。

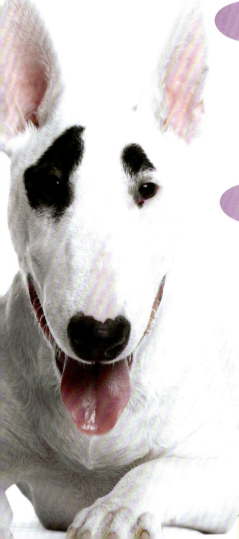

## 血液的重量

大多数陆地动物的血液占其体重的 7% 左右。而一些可以在水中深潜的哺乳动物，血液能占到它们体重的 20%。你的体重是多少？将这个数字乘以 0.07，就是你体内全部血液的重量。

## 造血干细胞的分化

随着造血干细胞的分化，它们彼此变得不同。一些细胞成为含铁的红细胞，另外一些成为白细胞抵抗感染，还有一些成为具有凝血功能的血小板。

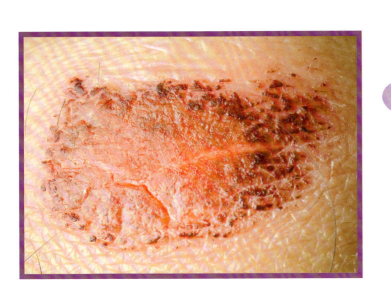

## 结痂

受伤后结痂是我们再熟悉不过的事了。你想知道痂是怎么形成的吗？为了阻止血液流失，大量血小板聚集在伤口处，与维生素和蛋白质凝结后形成了痂。

## 循环

当血细胞老化时，肝脏和脾脏会把老化的细胞代谢掉，并把用于制造新的血细胞的血红蛋白送回骨骼。

## 内置的绷带

血小板比红细胞和白细胞都要小，它们含有特殊的化学物质帮助血液凝固。它们会附着在伤口或者撕裂的血管上。

# 101 种血液

动物要想维持 pH 值的平衡，体内必须有适量的盐和其他的化学物质。动物有很多很酷的适应能力，以清洁和维护它们的血液。

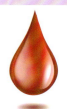

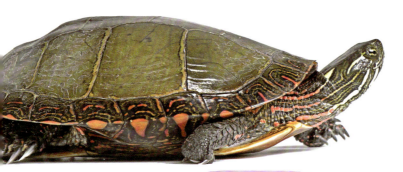

### 维持平衡

动物的血液必须维持在一个正常的 pH 值上，否则动物的生命会受到威胁，左图中的乌龟可以使用龟壳里的离子改变血液的酸碱度。

### 排出盐分

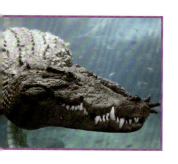

鲨鱼和鳐鱼通过直肠上的腺体除去血液中多余的盐分。咸水鳄使用舌头上的腺体排出盐分。海龟通过眼睛排出多余的盐分，这让它们看上去像是在哭泣。

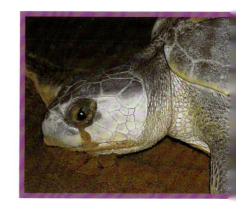

### 鸟类的盐腺

以海洋生物为食的鸟类也同样需要去除体内多余的盐分。它们的鼻孔里有盐腺。信天翁甚至可以喝海水，它们使用眼睛前面的腺体去除多余的盐分。

### 打喷嚏排盐

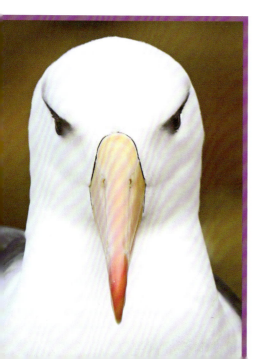

海鬣蜥以海中的咸藻为食。这种饮食给它们的血液添加了过多的盐分。为了摆脱盐的困扰，鬣蜥通过打喷嚏的方法来排除体内多余的盐分。 一些蜥蜴也以这种方法去除盐分。

# 血液的颜色

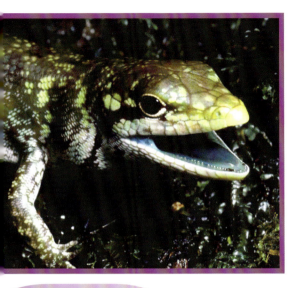

## 紫色血和蓝色血

在蜘蛛、螃蟹、龙虾、鱿鱼、章鱼和其他一些用铜离子代替铁离子携带氧气的动物中，铜离子会使这些动物的血液呈蓝色！

## 看上去是红色的

蚊子和其他吸血昆虫被拍扁之后，它们的血看起来是红色的。但其实这红色是来自宿主的血液，而不是它们自己的。一些苍蝇和甲虫的血看上去也是红色的，但这个红色其实是源于它们的眼睛或外骨骼的色素，而不是它们血液的颜色。

## 绿色血？

巴布亚新几内亚的绿血蜥蜴物如其名：它们的血是绿色的！因为它们的体内有一种特殊的蛋白质，使得它们的血液、骨骼和组织呈绿色。看看上图这只绿血蜥蜴嘴里的绿色。

## 黄色，粉色，绿色

昆虫血液的颜色最为丰富。它们的血液是透明的，可以呈现它们吃下的各种食物的颜色。海参的血是黄色的。

## 粉色血

火烈鸟以藻类、蜗牛、虾和螃蟹为食。食物中的虾青素经吸收进入火烈鸟的血液中，颜色也通过它们的身体呈现在羽毛上。生物学家发现，有的火烈鸟甚至连蛋都是粉红色的。

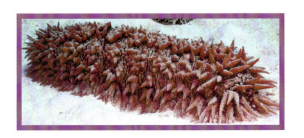

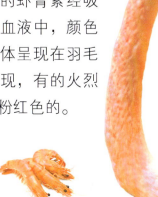

# 红细胞

红细胞的英文缩写是 RBCs，对脊椎动物来说，红细胞非常重要。红细胞具有输送氧气的功能。它们的细胞膜通常都非常薄，这有助于加快氧气在动物体内的循环速度。

## 两栖动物赢了

两栖动物的椭圆形红细胞比鱼类、爬行动物、鸟类和哺乳动物的都要大。因为两栖动物的肺非常小，所以它们需要更大的血细胞。蝾螈的血细胞不但比青蛙的大，数量也比青蛙的多。

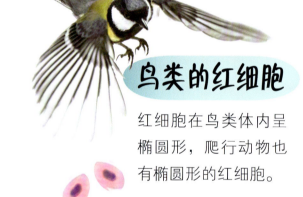

## 鸟类的红细胞

红细胞在鸟类体内呈椭圆形，爬行动物也有椭圆形的红细胞。

## 鱼类的红细胞

鱼类的红细胞也是椭圆形的。不同种类的鱼，红细胞的大小是不同的。人们是怎么知道这一点的呢？在 20 世纪 60 年代，一位名叫桃乐茜·查普曼·桑德斯的生物学家，在红海和波多黎各测量了 800 多种鱼类的红细胞，才得出这一结论。听起来真是个有趣的工作！

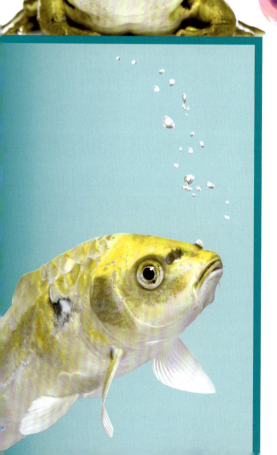

## 鳐鱼和鲨鱼

鳐鱼和鲨鱼的红细胞也是椭圆形的，而且它们的红细胞要比它们硬骨鱼亲戚的稍微大一些。

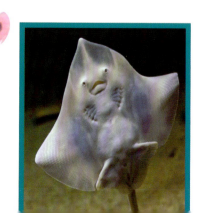

## 没有细胞核

在哺乳动物中，成熟的红细胞是没有细胞核的，这样它们就能携带更多的氧气。这听起来像是一个完美的进化，对吧？但其实并不那么完美。没有细胞核，就没有DNA，修复受损细胞的基因就无法启动，因此受损的红细胞势必被摧毁。这一页的每个细胞中间的白色区域就是曾经细胞核存在的地方。大多数哺乳动物的红细胞都是圆形的。

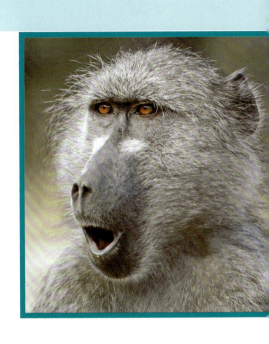

## 小而椭圆的红细胞

骆驼的红细胞小于绝大部分哺乳动物。它们的红细胞呈椭圆形。在干旱地区，骆驼由于喝水少导致血液的黏稠度增高。小而椭圆的红细胞更有利于在黏稠的血液中穿行。

## 请给我超大号

海象和许多其他会潜水的动物一样，都有超大号的红细胞，这有助于它们在潜水时携带更多的氧气。

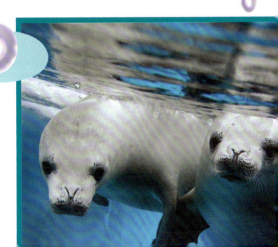

# 毒液

影响红细胞的毒素被称为溶血毒素（溶血毒素英文为 hemotoxin，其前缀 hemo 来自希腊语，意思是"血"）。溶血毒素是通过破坏红细胞外层的细胞膜起作用的。含有高浓度溶血毒素的毒液，能导致被捕食的动物因体内失血过多而死亡。

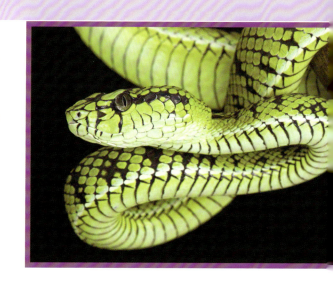

## 蛇的毒液

蛇有两大种群：蝰蛇和蝮蛇。它们都使用溶血毒素来制服和消化猎物。尽管这种毒液是致命的，但是人们可以通过在医院注射抗蛇毒血清挽救生命。本页图中的两条蛇，是苏门答腊竹叶青（上图）和韦氏铠甲蝮（下图）。

## 咬伤

为什么被某些蛇和蜘蛛咬了之后皮肤会变黑？那是因为毒液杀死了伤口附近的红细胞。没有氧气，皮肤细胞就会死亡。同时，被咬伤的部位常常会起大水疱。

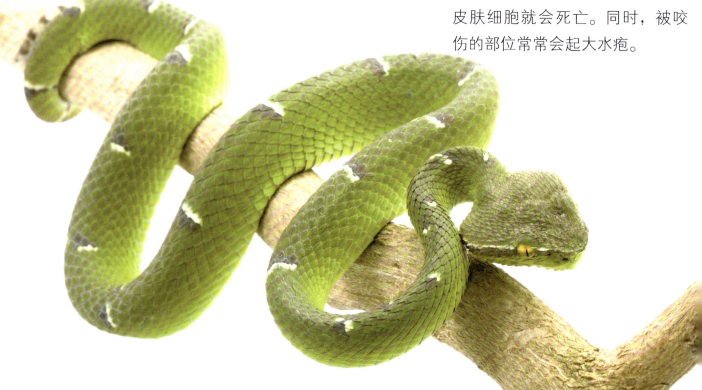

## 蜘蛛的毒液

棕平甲蛛用含有溶血毒素的毒液捕食小蜘蛛和其他小昆虫。它们可能和人类生活在一起,但是并不咬人。不过如果人类让它们受惊,它们也会通过咬人来自卫。棕平甲蛛的毒液并不致命,但是被咬后会非常疼,并且会留下伤疤。

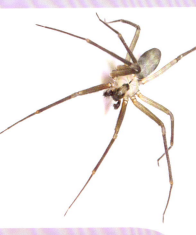

## 可爱的面容,凶狠的叮咬

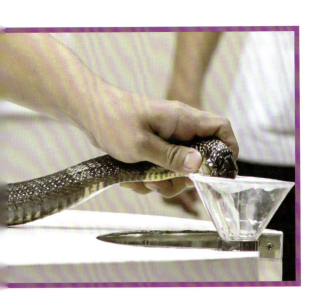

太攀蛇的毒液能使血液凝固,从而阻塞动脉和静脉。如果没有及时注射抗蛇毒血清,被咬者会在一小时内死亡。人们会挤出毒蛇的毒液,以获取抗蛇毒血清(左图)。

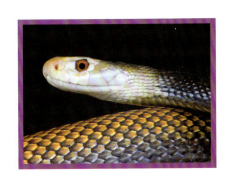

## 科莫多巨蜥的毒液

科莫多巨蜥用高浓度的毒液来降低猎物的血压,从而使猎物休克。科莫多巨蜥捕食大型动物,如水牛、鹿,它们也捕食同类。

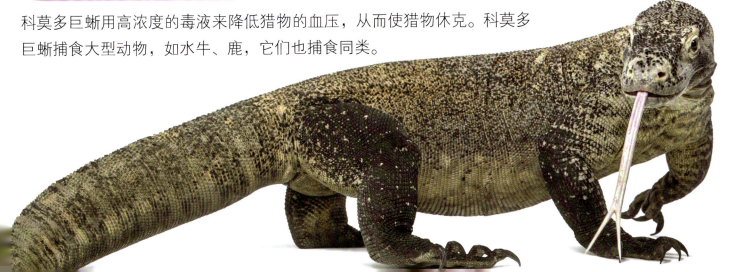

# 输送血液

在动物体内输送血液的管状物被称为血管。脊椎动物和一些无脊椎动物使用的是闭合的血液循环系统,也就是说血管是相互连通的。

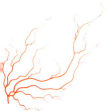

## 有弹性的厚血管

动脉负责把血液从心脏输送出去。动脉比静脉厚是因为它们周围附着着肌肉。这些肌肉使动脉管开得更大(扩张)或挤得更紧(收缩)。

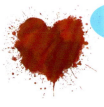

## 细小的血管

静脉负责把血液送回心脏。静脉比动脉细,不像动脉那样有弹性。大多数动物的静脉都长有防止血液逆流的瓣膜。

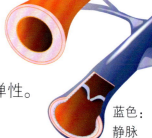

红色:动脉

蓝色:静脉

## 汇集血液的静脉

当动物休息时,大约有三分之二的血液汇集在静脉里。在课桌旁坐着的你也是这样。下次课间休息时,不妨想想汇集在静脉里的血液。做些运动让血液循环起来吧!

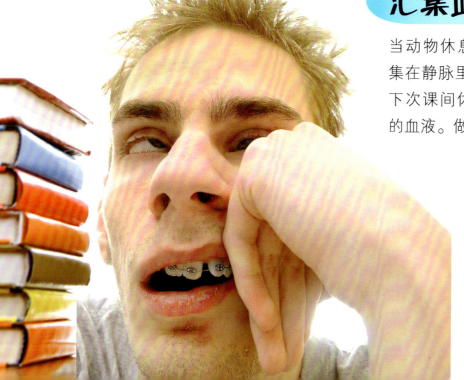

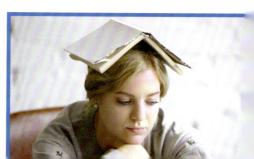

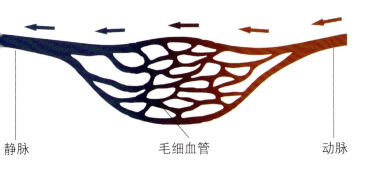

静脉　　　毛细血管　　　动脉

## 毛细血管床

毛细血管群被称为床。需要更多氧气的大块肌肉拥有更多的毛细血管床。冬眠或者迁徙的动物体内的脂肪也有很多毛细血管床。

## 长长的毛细血管

如果把一只动物身上所有的毛细血管都连在一起，将会有几万千米长。如果是大型动物，可能会达到几十万千米长。

## 开放的系统

章鱼、蜗牛和昆虫使用开放系统输送血液。它们也有静脉和动脉，但这些管子彼此并不相连。相反，它们的血管进入体腔后便与体腔合二为一，由体腔里的组织器官吸收氧气并释放二氧化碳。

## 毛细血管

被称为毛细血管的细小管子将富含氧气的血液从动脉输送到身体各处的细胞，再将二氧化碳输送到静脉。

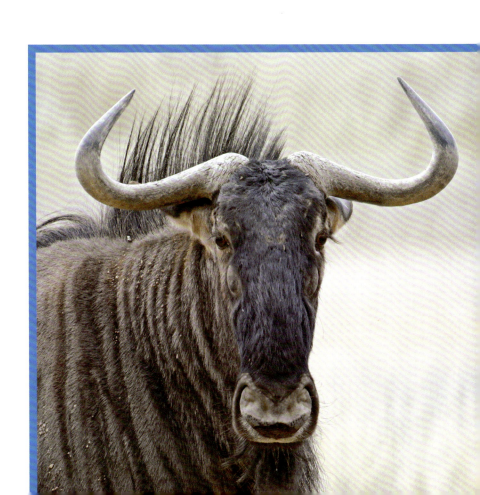

# 血压

血压是用来推动动物体内血液循环的力量。看看下面这些很酷的血压适应性吧。

## 长途旅行

长腿和长脖子能帮助长颈鹿跟其他大型食草动物争夺食物,不过身体的改变也会带来一些血压问题。它们巨大的腿部静脉必须把血液从脚底一直输送到心脏,这个距离大约有2米。长颈鹿大块的腿部肌肉通过挤压腿骨附近的静脉抵抗重力,从而使血液循环起来。长颈鹿的静脉比其他动物的静脉更粗一些。在动物王国里,长颈鹿的血压最高,比人类正常血压的两倍还要高。

## 反重力套装

长颈鹿既不是宇航员,也不会在外太空生活。不过和宇航员一样,它们也穿着反重力服来防止血液淤积在腿部。它们的"套装"是一层紧绷的厚皮肤。

## 高压

鸵鸟和鸸鹋的血压高于其他鸟类。它们的身体需要额外的压力抵抗重力,从而将血液循环到它们的脖子和大脑。

## 捕食者的压力

蜻蜓幼虫是生活在水中的凶猛捕食者。为了捕猎,它们挤压腹部,使血液进入它们的下唇,从而帮它们抓捕猎物。

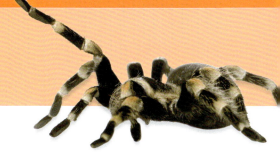

## 蜘蛛的移动方式

和脊椎动物一样，蜘蛛用肌肉使腿部向身体内侧移动。但是蜘蛛没有使腿部向身体外侧伸展的肌肉，伸展腿部靠的是身体压迫血液进入腿部来完成。
不相信吗？对比一下死蜘蛛和死昆虫，死掉的蜘蛛总是把腿缩起来。为什么呢？因为蜘蛛的心脏一旦停止跳动，它的血液就停止流动了，腿部只能保持向内收缩的状态。

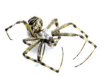

## 停下、摆动与滚动

正在爬行的树蛇经常会停下摆动身体。为什么呢？当树蛇爬树时，重力使血液聚集在尾端。树蛇停下来摆动，实际上是在挤压静脉附近的肌肉，把血液推回到心脏。

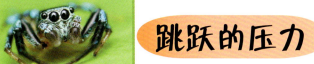

## 跳跃的压力

跳蛛的身体可以推动足够多的血液进入它的后腿，从而使它跳起比身高50倍还要高的高度。这需要相当高的血压才能实现。

## 清洁眼睛

爬行动物的眼睛附近有一个可以充满血液的囊。当这个囊的血压足够高时，就能把灰尘压到眼角。清洁眼睛根本不需要毛巾和肥皂！

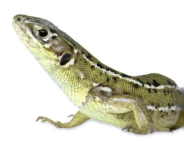

## 游泳的蛇

海蛇不会遇到像地栖蛇和树栖蛇那样的重力问题，它们的心脏位于身体的中间，它们只需要使用相同的力就能让血液流向大脑和尾巴。

# 泵血

心脏是一块强壮的肌肉,当它收缩时会向外输送血液。动物的心脏并非全部一样。

### 四个腔

哺乳动物和鸟类的心脏有四个腔:上面两个心房,下面两个心室。两个心室有助于富氧血液远离低氧血液。

### 鳄鱼及其近亲的心脏

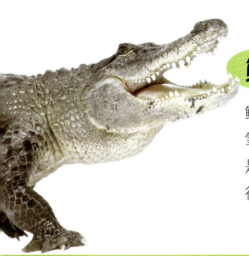

鳄鱼及其近亲的心脏也有四个腔。心室之间还有一个皮瓣,可以将缺氧的血液输送回身体。它们为什么要这样做呢?实验表明,它们可能是在利用血液中多余的二氧化碳制造更多的胃酸来消化食物。这些爬行动物也可以在潜水时关闭一个心室,从而节省氧气。

### 三颗心脏

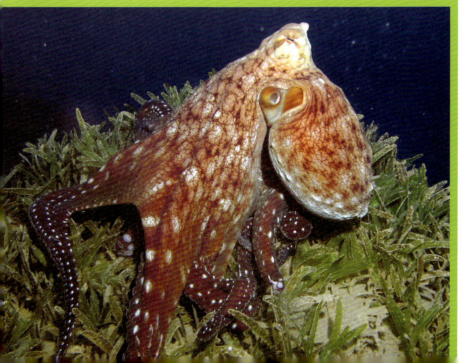

章鱼有三颗心脏!其中两颗为鳃供血。第三颗是最大的,它为身体的其他部位供血。尽管章鱼在需要的时候可以游得很快,但是当它游动的时候,实际上它的第三颗心脏是停止跳动的。章鱼经常爬行以节约能量。

## 三个腔

两栖动物和爬行动物，如蛇、海龟和蜥蜴，它们的心脏都有三个腔：一个心室和两个心房。富含氧气的血液和缺乏氧气的血液在心室里混合。

## 两个腔

鱼的心脏有两个腔：一个心房和一个心室。心房和心室的旁边各有一个特别的腔，用于承载血液。当心房旁边的腔充满血液，心肌就会收缩。当血液填满心室旁边的腔，血压就会下降，以此来保护鳃中细小的血管。

## 昆虫的腔

昆虫的背部有一根长长的血管，用来推动血液在其开放的循环系统中流动。有些昆虫的腔形似心形。苍蝇有三个腔，而蟑螂有十三个！昆虫腿部旁边有一个类似泵的部位能将血液压进它们的"六肢"。会飞的昆虫，其翅膀旁边还长有额外的"泵"。

## 动脉弓

蚯蚓用五对动脉弓从血管中抽血。

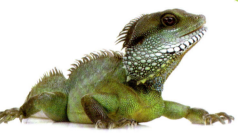
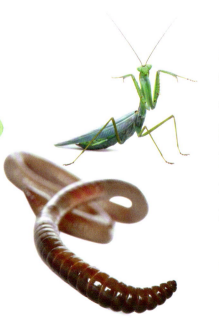
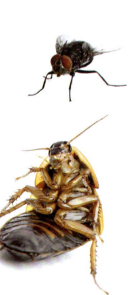

# 泵血

很多动物都有很强的适应心脏的能力,从而帮助心脏更好地输送血液。

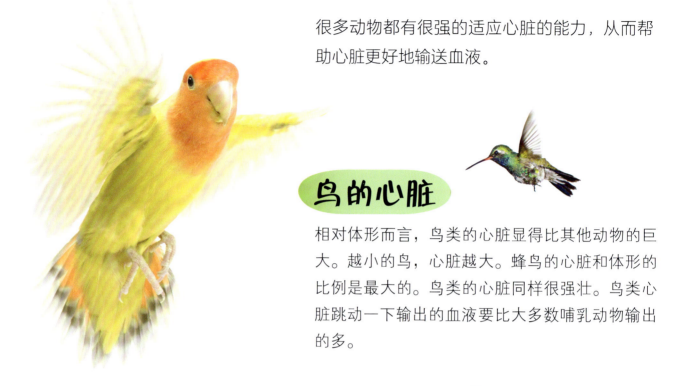

## 鸟的心脏

相对体形而言,鸟类的心脏显得比其他动物的巨大。越小的鸟,心脏越大。蜂鸟的心脏和体形的比例是最大的。鸟类的心脏同样很强壮。鸟类心脏跳动一下输出的血液要比大多数哺乳动物输出的多。

## 树懒的心脏

相比于同等大小的其他动物,树懒的心脏显得很小。当它们倒挂时,心脏会向一个方向倾斜,因为横膈膜把心脏向前推了。

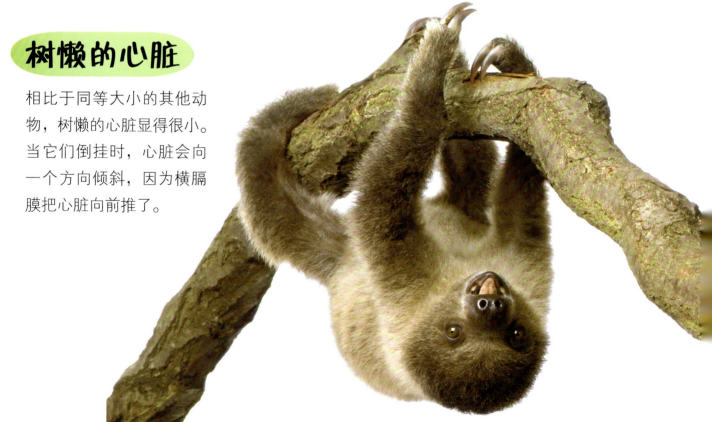

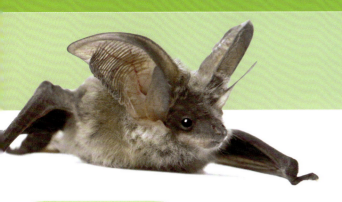

## 蝙蝠的心脏

与矮小的体形相比,蝙蝠有一颗巨大的心脏。它们每分钟的心跳高达 600 次以上。蝙蝠也有额外的毛细血管床,可以携带大量的氧气,生产足够的能量支撑其飞行。

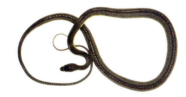

## 树栖蛇

树栖蛇的心脏很小。与它们的近亲陆栖蛇相比,树栖蛇的心脏离头部更近。生物学家认为,树栖蛇爬树时,心脏位置近可以使大脑更容易获取血液。

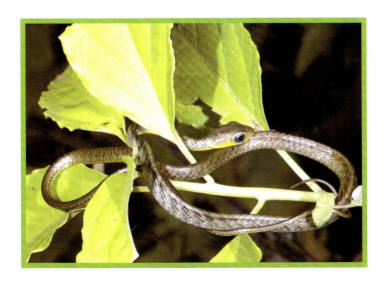

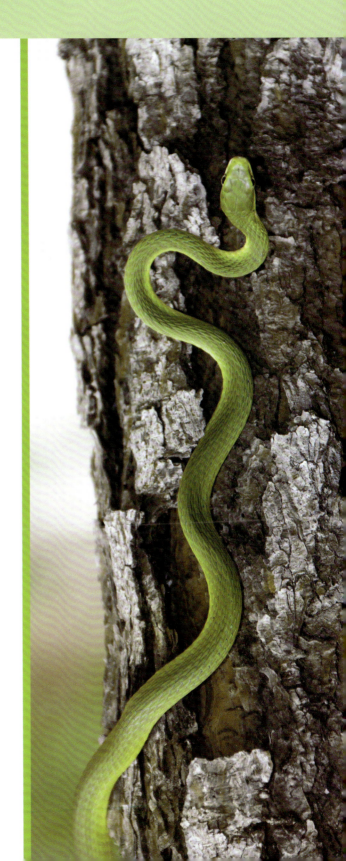

# 泵血

你的心脏在一分钟内跳动的次数就是你的脉搏。动物的心脏每跳动一次，都会推动血液穿过其身体。你的脉搏是多少？

## 强的、弱的、快的、慢的脉搏

通常来说，动物越小，其脉搏越快。动物的脉搏越快，往往寿命越短。动物的体形同样对脉搏有影响。对此有疑惑吗？比较下面这些动物的平均脉搏和寿命。记住，这只是平均值。许多动物比平均值活的时间长。

### 仓鼠
脉搏：450 次 / 分钟
寿命：3 年

### 兔子
脉搏：205 次 / 分钟
寿命：9 年

### 猫
脉搏：130 次 / 分钟
寿命：12 年

### 马
脉搏：44 次 / 分钟
寿命：40 年

## 激素调节

当动物遇到危险时，它们的大脑会下达指令将一种叫作肾上腺素的激素释放到血液中。这种激素会使血管紧缩，进而向大脑、心脏和主要肌肉输送更多血液。肾上腺素还促使身体将糖和脂肪释放到血液中，以获取更多的能量。

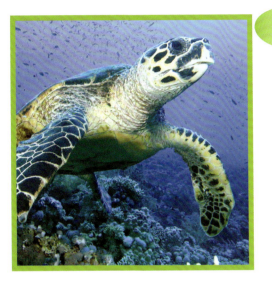

## 潜水

当海龟潜水时，它们会放慢心跳以节省氧气。它们也有额外的红细胞，用于携带更多的氧气。

## 听到心跳声

当你躺在枕头上时，听到过自己的心跳吗？我们躺下时，头骨压着耳朵附近的动脉，就有可能听见血液脉动。

## 睡眠与运动

当你睡觉时，你的身体不需要那么多的血液。你的心脏不必像平时那么努力工作，脉搏频率也就下降了。当你运动时，你的肌肉需要更多的氧气，所以你的心跳加快，脉搏也会加快。

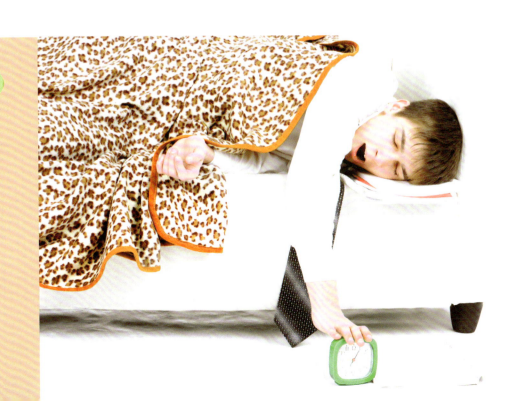

# 高海拔地区动物的血液

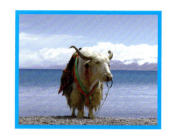

生活在高海拔地区的动物可能有严重的血液问题。爬得越高,空气中的氧气含量就越少。适者才能生存。

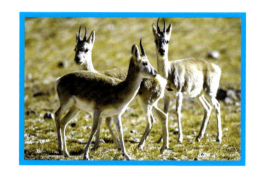

## 巨大的心脏

青藏高原的牦牛(上图)和羚羊(右图)心脏巨大,这使得流经它们体内的血液变得更多。它们的红细胞携带的氧气也比很多低海拔动物携带的要多。

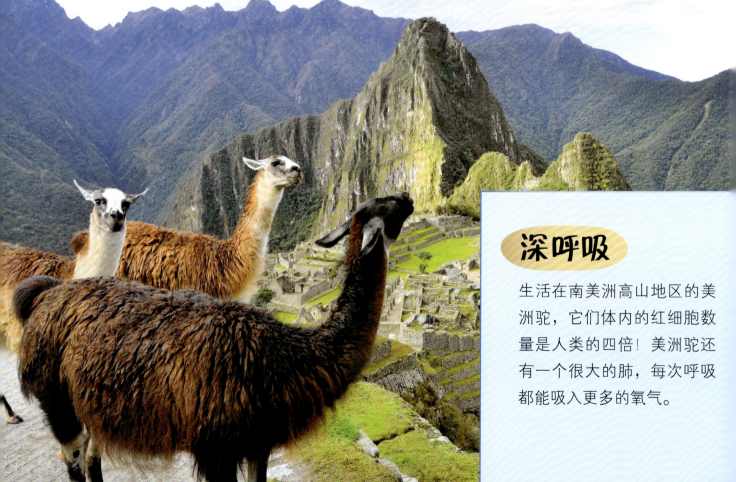

## 深呼吸

生活在南美洲高山地区的美洲驼,它们体内的红细胞数量是人类的四倍!美洲驼还有一个很大的肺,每次呼吸都能吸入更多的氧气。

## 小型哺乳动物

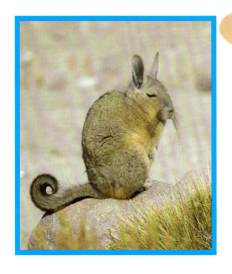

很多生活在南美洲山区里的小型哺乳动物,包括兔鼠(左图)和美洲栗鼠(右图),它们体内的红细胞和血红蛋白数量要多于生活在平原地区的同体形哺乳动物。

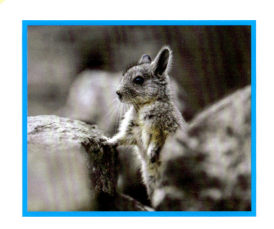

## 特别的鸡和狗

跟许多高海拔动物一样,西藏鸡也拥有更多的红细胞,这些红细胞中有很多空间可以携带氧气。一些狗的血液也适应了高原环境,比如这只拉萨犬。

## 高原居民

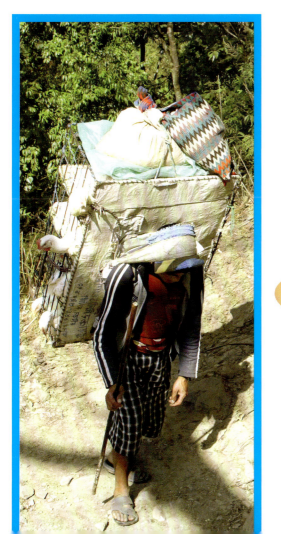

青藏高原的居民一直生活在高海拔环境中。他们不但没有产生更多的红细胞,反而红细胞的数量比一般人要少。因为红细胞少,所以他们的血液更稀薄,这有助于血液在细小的毛细血管中流动。他们比低海拔地区的人呼吸频率更高,这样就能吸入更多氧气。他们的血管也更舒张。

# 太空中的血液

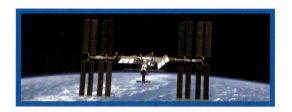

科学家和医生通过太空旅行了解了很多关于血液、重力和辐射的知识。人和其他动物要接受多项血液检查后才能去太空旅行。

## 太空中的血液流动

在外太空,血液不会沸腾,但是宇航员生活在微重力环境下还是会遇到一些其他的问题。在地球上,重力推动血液向下流入腿部,心脏则抵抗重力的作用将血液抽回心脏。而在太空中,血液会在高位淤积,这会导致宇航员面部浮肿。

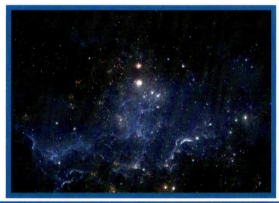

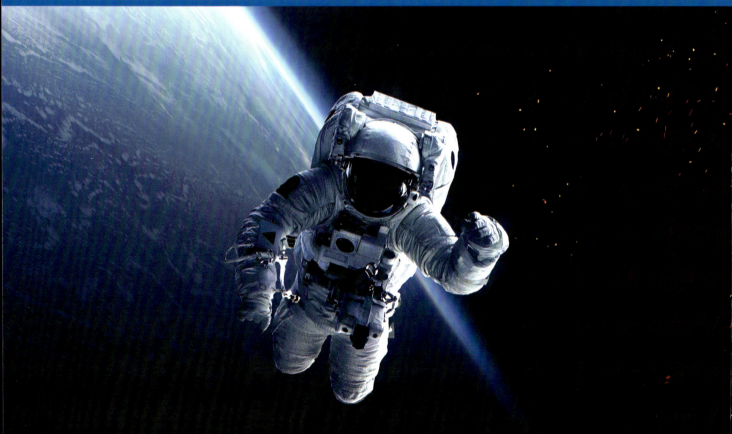

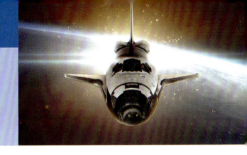

## 重返地球

宇航员从太空返回地球时，血液和红细胞都会减少。宇航员可能会因为头部充血而感到头晕。如果宇航员已经在太空中待了一段时间，他们的心脏功能就会减弱，因为在太空中心脏不需努力抵抗重力就能抽送血液。当宇航员重新回到地球一段时间后，他们的心脏和肌肉会重新变强。

## 动物的太空旅行

猴子、狗和老鼠是20世纪四五十年代的早期太空先驱。猿、鱼、青蛙、蜥蜴、蜗牛和蜘蛛也是太空实验的一部分。这些动物在太空旅行前后都要接受血液检查。

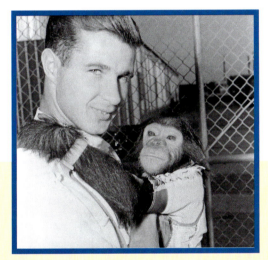

最右侧上图和下图：黑猩猩伊诺斯（Enos）和汉姆（Ham）帮助科学家们了解灵长类动物的身体如何应对太空旅行。

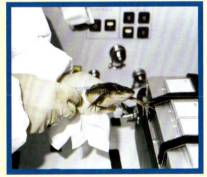

右图及下图：青蛙和鱼帮助科学家们更多地了解微重力。

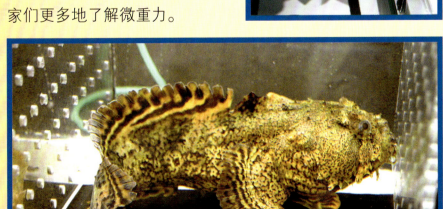

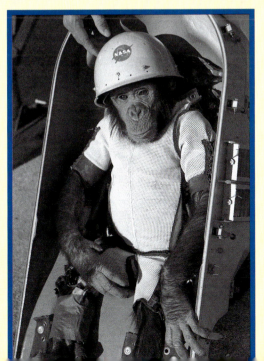

# 血液在医学方面的应用

人类的药品可能来自野外！鳄鱼的血、老鼠的血、蛇的血，甚至鲨的血都可以帮助人类维持健康。

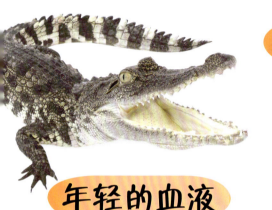

## 血液中的蛋白质

生物学家在鳄鱼的血液中发现了某些蛋白质，这些蛋白质可以保护鳄鱼避免患上一些由真菌、病毒和细菌引起的疾病。经过大量研究后，这些血液蛋白可能有助于制造人类的药物。

## 年轻的血液

科学家将年轻老鼠的血液输给老年老鼠时，老年老鼠发生了变化。它们的体内产生了新的大脑和肌肉细胞。或许科学家可以利用这些信息发明一些治疗人类大脑或肌肉损伤的药物。

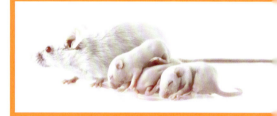

## 蛇毒的测试

医生用山蝰的毒液做了关于凝血疾病的测试。他们从病人身上抽取了少量血液，并将其与毒蛇的毒液混合，然后观察血凝块。

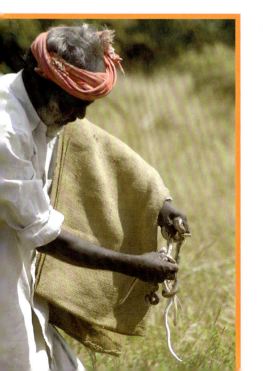

## 编辑血液细胞里的 DNA

你应该修改过自己的文章吧？检查文章并发现错误，然后修改。也许有一天，科学家能够通过编辑年轻血液细胞里的 DNA 治疗血液疾病。虽然科学家需要不断探索和学习，但这是激动人心的研究。

## 抗菌的血液

鲎利用血液中的抗菌细胞保持健康。同样，这些细胞也能帮助人类对抗感染。医生用鲎的血液测试人类的血液，进而研究疾病。医生还用鲎的血液确保心脏起搏器和牙科用品等医疗器具上没有细菌。

## 献血

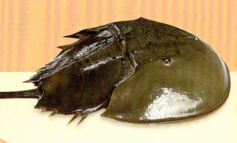

药品公司会从每只鲎的体内抽取大约30%的蓝色血液，然后将它们放归大海。科学家正在研究实验室合成鲎血的方法，这样他们就不用再从鲎身上取血了。

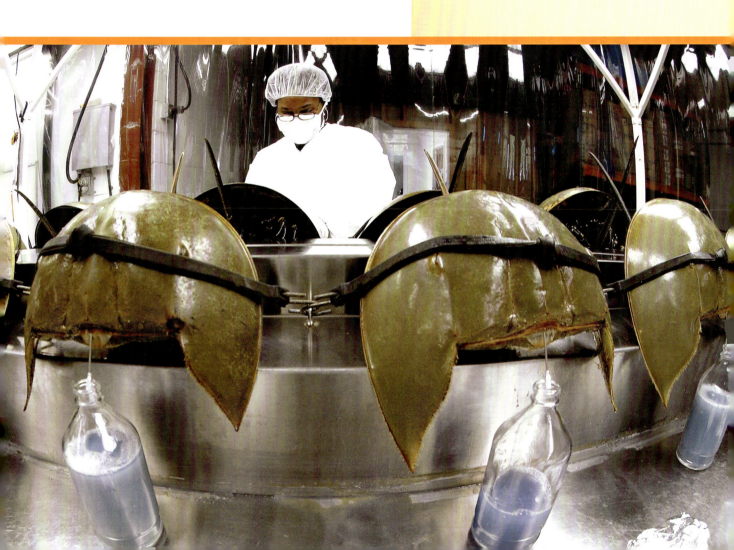

# 大脑中的血液

动物的大脑需要良好而干净的血液,这样它们才能保持健康。它们还需要保持血液的温度适中——不要太冷或太热。

## 血液供给

当一个人中风时,他脑部的血液供给就会受到影响。没有血液,脑细胞就会死于缺氧。如果中风发生在大脑的语言中枢,这个人就会失去说话的能力;如果发生在记忆中枢,这个人就会失忆。

## 头痛

知道为什么冷饮和冰激凌会让你头痛吗?科学家也想知道,所以他们研究了冰冷状态下脑部扫描的结果。扫描结果显示,该状态时有更多的血液冲进脑部血管,从而引起更大的压力,导致了这种人们称为"大脑冻结"的头痛。为什么身体会突然输送很多血液到大脑呢?这是为了让大脑暖和起来。

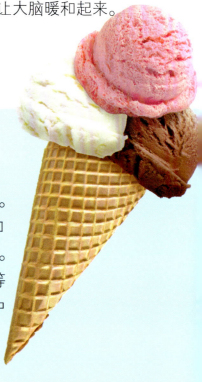

## 测试一下

让我们用冰激凌和冷饮做科学实验吧。首先,吃一口冰品并将其顶在你的口腔上部,看看这时候你是否会头痛。如果头痛了,喝杯热水缓解一下。等几分钟后,再吃一小口。这次让口中的冰品远离口腔上部。头还痛吗?

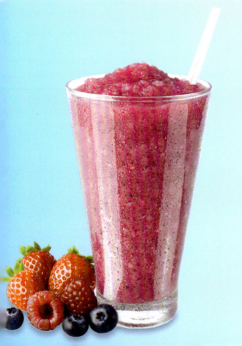

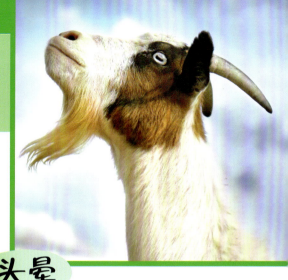

## 禁止入内

所有的脊椎动物都用一种特别的细胞来保护它们的大脑,这种细胞就是血脑屏障细胞。血脑屏障细胞的作用是阻止细菌和其他微生物通过血液流向大脑。

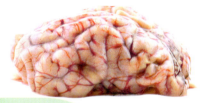

## 脑出血

一种食肉变形虫会通过鼻腔绕过血脑屏障进入大脑。这种变形虫的食物是细菌,但血脑屏障将细菌挡在了外面,它们转而以脑组织为食,从而导致脑组织出血。庆幸的是,这种变形虫很难穿过鼻腔向上爬,所以这种疾病非常罕见。

## 头晕

如果动物的大脑供血不足,昏厥是一种快速的修复方式。试想一旦你倒下,你的心脏就不需要抵抗重力将血液向上抽送。

你可能听说过昏倒羊。这种动物在害怕或者受惊时就会昏倒且全身僵硬。虽然它们的名字听起来好笑,但实际上它们脑内的血液并未出现问题,而且也不是真正的昏厥。

## 疯牛病

当一种被称为朊蛋白的小型蛋白质穿过牛的血脑屏障时,就会导致牛患上疯牛病。

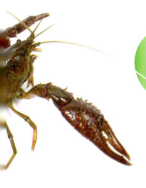

## 神经细胞

小龙虾可以将大脑中的血液细胞变成神经细胞。

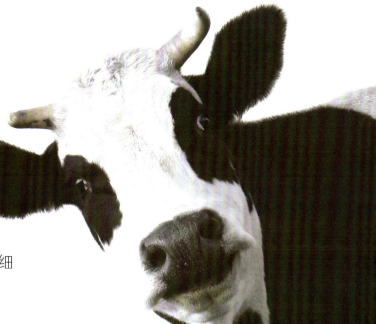

# 血液的温度

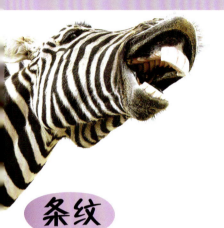

许多动物通过血液和血管维持体温。你认为人类也有这样的适应性吗?

## 条纹

在炎热的栖息地,斑马的条纹可以帮助它们为身体降温。深色条纹下面的血管要比浅色条纹下面多。这种差异有利于斑马释放热量,从而保持身体凉爽。研究斑马的生物学家发现,生活在较热地区的斑马比生活在较冷地区的斑马身上的条纹多。

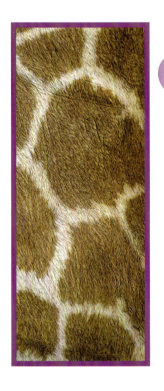

## 斑点

生物学家给长颈鹿的皮肤测温后发现,深色斑点下面的血管更多,额外的血管能帮助长颈鹿降温。

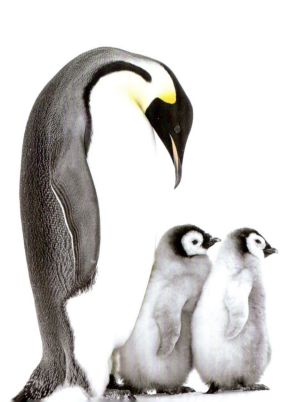

## 雪地靴

鸟在寒冷的天气里还站在雪地或冰面上,它们是怎么令自己的脚不被冻僵的?以企鹅为例,它们小腿上的血管很少,这样一来脚部的温度就比身体其他部位的温度低了。鸟类会在寒冷的天气中收缩血管,在温暖的天气里舒张血管。

## 颤抖的血液

温血动物会通过发抖使身体变暖。当肌肉群紧缩的时候，身体就会发抖。肌肉收缩产生的热量会温暖血液。颤抖会使血液更靠近内脏和器官。

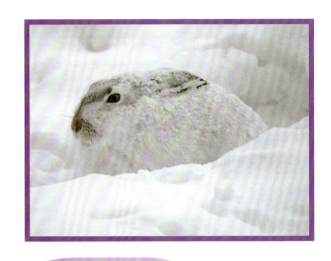

## 冷血的蛇

和其他爬行动物一样，蛇也是冷血动物。雌蛇会用身体围住蛇蛋，然后颤抖着为蛇蛋取暖。

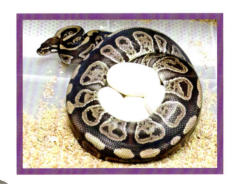

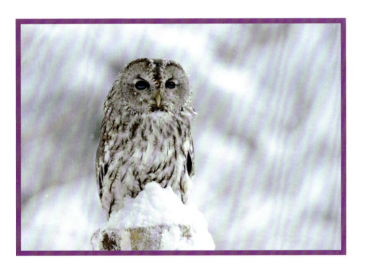

## 维持体温

动物在水里比在陆地上更难维持体温，很多水生哺乳动物有着特殊的适应能力来维持身体的温度。海豚和一些鲸鱼的尾部静脉是环绕在动脉上的，这样就能把多余的热量从肌肉运到全身。

# 散热、降温

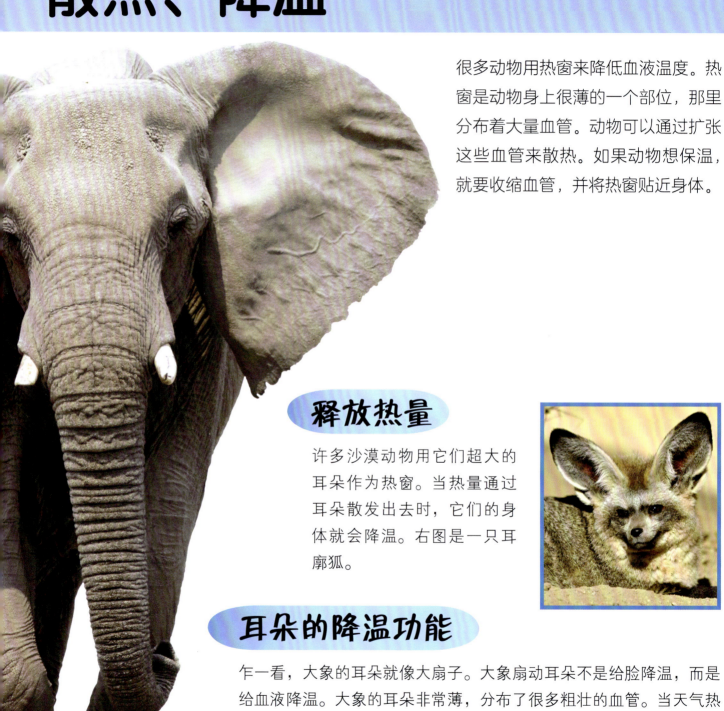

很多动物用热窗来降低血液温度。热窗是动物身上很薄的一个部位,那里分布着大量血管。动物可以通过扩张这些血管来散热。如果动物想保温,就要收缩血管,并将热窗贴近身体。

## 释放热量

许多沙漠动物用它们超大的耳朵作为热窗。当热量通过耳朵散发出去时,它们的身体就会降温。右图是一只耳廓狐。

## 耳朵的降温功能

乍一看,大象的耳朵就像大扇子。大象扇动耳朵不是给脸降温,而是给血液降温。大象的耳朵非常薄,分布了很多粗壮的血管。当天气热的时候,大象会扩张这些血管,这样热量就离开了它们的身体。在较热地区生活的大象,它们的耳朵也比较大。不相信吗?比一比非洲象和亚洲象的耳朵大小,再查一查它们栖息地的平均温度,你就明白了。

## 降温

非洲水牛（右图）或者羚羊一类的动物会用它们的角作为热窗降温。

一些大型鸟类，例如左图这只黄嘴鹮鹳，会通过舒张腿部的血管降温。当鸟类用这种方法散热时，它们的腿部温度要比身体其他部位高出12℃以上。此时腿部就变成了热窗！

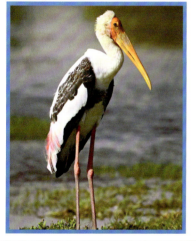

## 翘尾巴

松鼠利用长在尾巴下面的巨大血管作为热窗来散热。

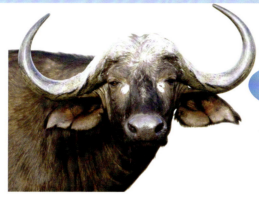

## 粉红皮肤

北极海象靠扩张上半身的血管来降温，这会使它们的皮肤呈现出粉红色。当海象觉得冷时，就会收缩血管，这样它们的皮肤会呈现出褐色。

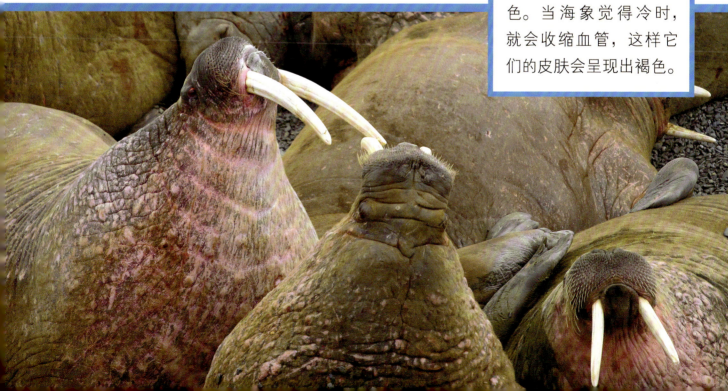

# 散热、降温

## 喘气

狐狸、猪以及很多其他的哺乳动物,在热的时候都会张嘴喘气。当空气流过舌头时,它们的血液就会降温。鸟类也张嘴喘气!

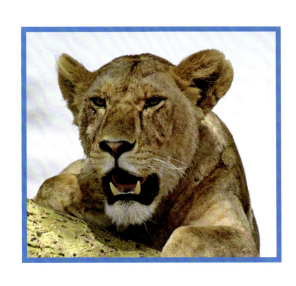

## 用鼻子降温

许多哺乳动物让从心脏流出的血液经过鼻子,以此来冷却流向大脑的血液。鼻子是怎样降低血液温度的呢?当动物用潮湿的鼻腔吸气和呼气时,鼻腔皮肤附近的血管就会接触到低于它们体温的空气,从而降温。

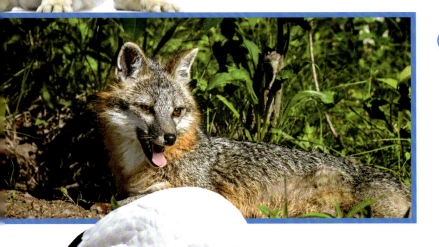

## 让血液变凉

黑头美洲鹫和红头美洲鹫通过一种有趣的方式来降温。那就是在腿上撒尿!随着尿液蒸发,腿部和身体内部的血液的温度就都降下来了。鹳和秃鹫也用这种方法降温。

## 通过震颤散热

有些鸟通过抖动下喙部松弛的皮肤来散热。这种散热方式被称为外咽扑动。不同的鸟类外咽扑动速度不同。生物学家数过,褐鹈鹕和美洲雕鸮每分钟的震颤次数高达 200 次。厉害吧?鸬鹚和鸽子每分钟震颤 700 多次。

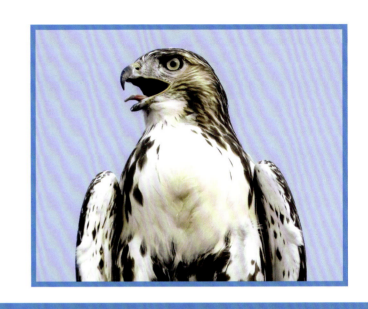

## 拼命奔跑

当猎物逃避捕食者时,其肌肉工作产生的大量热量会使血液的温度升高。用鼻子呼吸对这些动物来说特别重要,因为血液过热会损伤它们的大脑。

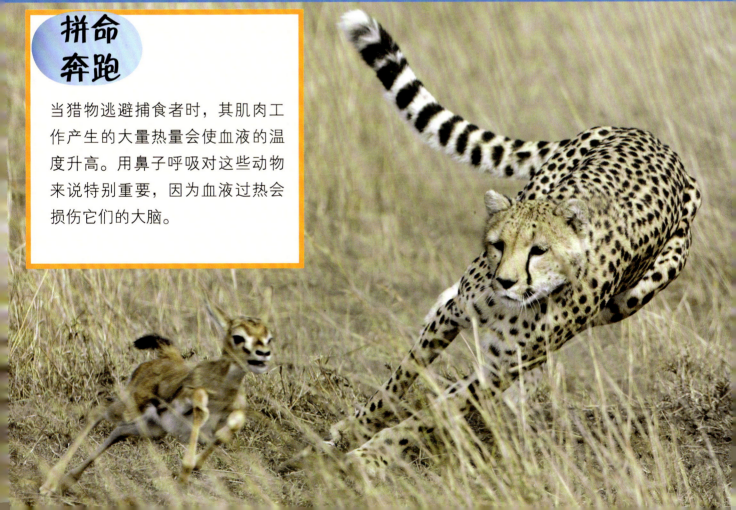

# 保温

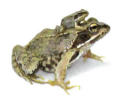

两栖动物、爬行动物和鱼类通过从太阳和水里获取热量使身体变暖。保持身体热量非常重要，在温暖的状态下，器官能更快速地工作。

## 获得热量

你见过一大群爬行动物互相挨在一起休息吗？它们是亲密的朋友，所以不会并排待在一起，而是一个摞一个叠在一起晒太阳。本页图片中一起晒太阳的是锦龟（右图）和松狮蜥（下图）。对页的是短吻鳄（底图）。

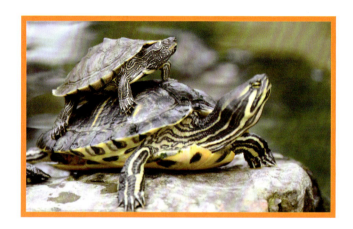

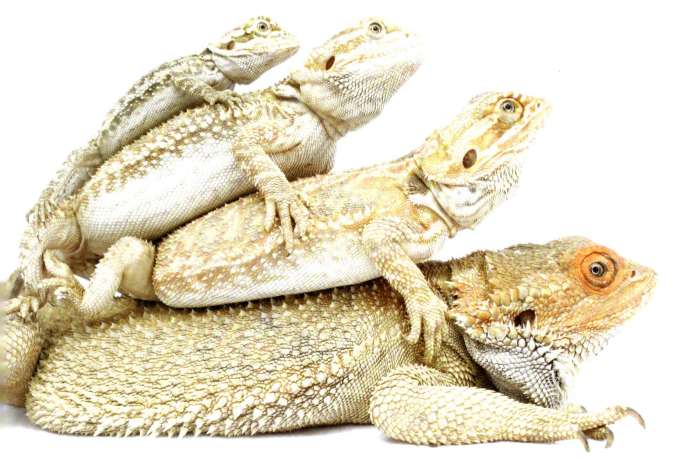

## 随季节变化的血液

有些鱼类会在冬天减少红细胞的数量，这样能使它们的血液变得稀薄，更容易在体内流动。当春季气温升高之后，鲑鱼等鱼类体内就会生产更多的红细胞。

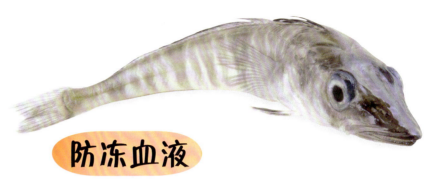

## 防冻血液

有些南极生活的鱼类，它们的血液中有一种特别的蛋白质，可以让它们不被冻僵。一些鳄冰鱼的血液是透明的，因为它们的体内不生产红细胞。没有红细胞这些鱼也可以生存，原因是它们的皮肤表面分布着大量血管和极少的鳞片。它们生活的寒冷水域中富含溶解氧，它们可以通过鳃和皮肤从水中获取氧气。

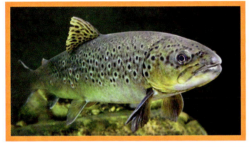

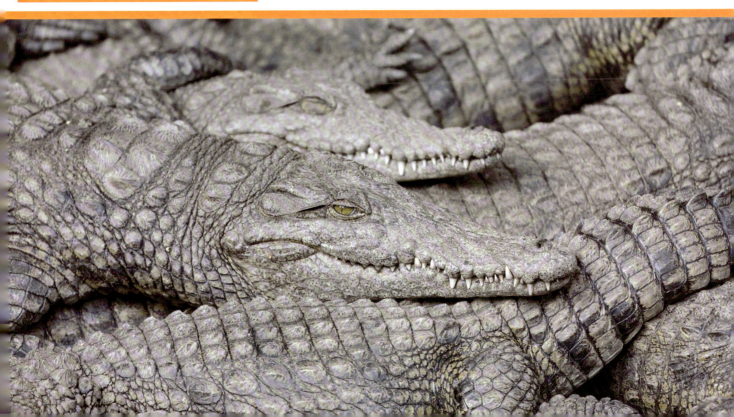

# 保温

## 恒温鱼

恒温鱼？生物学家也很震惊！月鱼生活在寒冷的深水中。成为恒温动物能使它更容易捕食，因为它可以游得更快，也能在水中看得更远。和其他很多深海捕食者一样，它们不需要游到水面让身体变暖。

## 科学研究

生物学家发现月鱼的鳃附近分布着不同寻常的血管网络，他们想知道这些血管能否让血液升温。为了验证他们的想法，生物学家用传感器标记月鱼，从而测量月鱼的体温和周围水的温度。

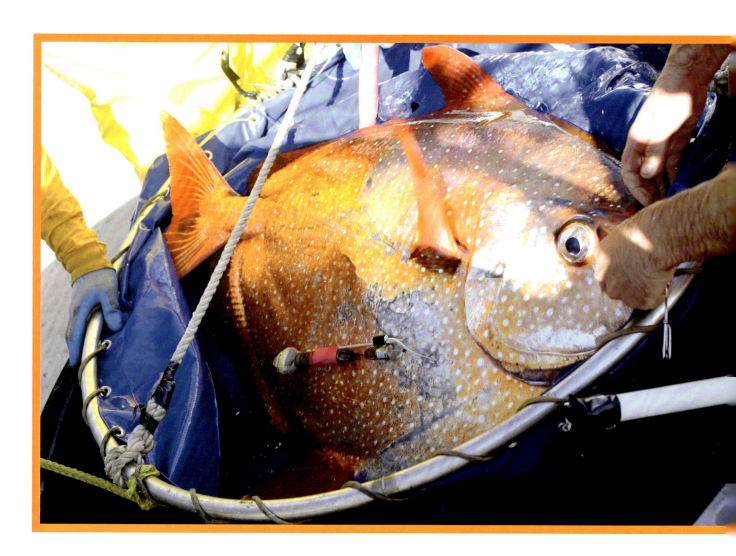

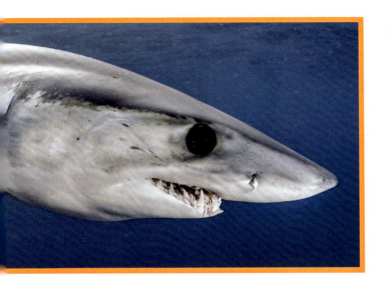

## 逆流交换系统

灰鲭鲨和大白鲨用逆流交换系统给肌肉提供额外的热量,这样有助于它们在需要的时候产生快速游动的爆发力。金枪鱼也使用这种神奇的系统。旗鱼、马林鱼、剑鱼的逆流交换系统位于眼睛和大脑附近,这有助于它们追逐猎物。"逆流交换系统"这个词的英文"wonderfulnets",源自拉丁语"retia mirabilia"。

## 维持体温的"网"

月鱼用一种和其他恒温动物截然不同的方式来维持身体的温度。一张由动脉和静脉组成的大网包围着它们的鱼鳃。因为动脉和静脉离得很近,所以温暖的静脉血可以让冰冷的动脉血升温,这样就使得月鱼的体温比水温高出大约5℃。你想知道为什么吗?像其他鱼一样,月鱼的静脉血比较温暖,是因为它们的肌肉释放了热量。而鳃附近的动脉血很冷,是因为它周围都是冷水。

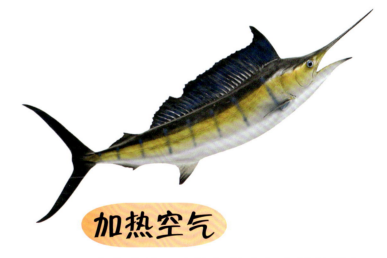

## 加热空气

有些黄蜂用血液加热空气来维持卵和蛹的温度。

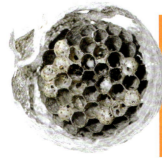
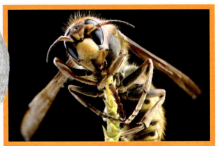

# 深水环境中的动物血液

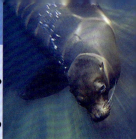

动物会做一些调整来适应环境，使它们能在深水中生活和生存。在这个适应的过程中，如果没有多余的氧气，它们就没有足够的能量用于捕食或逃跑。

## 哇哦！

象海豹可以潜入1.6千米深的水下，并且能待两个小时。更让人惊奇的是，它们仅需要在水面呼吸几分钟，就能再次潜下去。它们是怎么做到的呢？因为它们有巨大的血细胞和更多的血液。另外，它们的腹部还有一个特别的地方叫作窦，那里储存着更多富含氧气的血液。

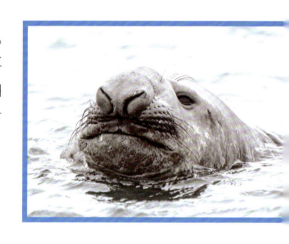

## 潜水捕食

海象体内超大号的血细胞能使它们潜入很深的水里。和同等大小的动物相比，海象的血液更多。不相信吗？还记得人类血液重量占自身体重的7%吗？而海象的血液占比是12%。

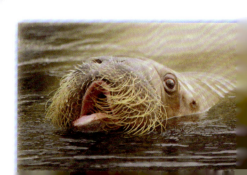

## 潜水的鸟

帝企鹅（学名：Aptenodytes forsteri）会潜入水下500多米寻找食物。它们能在水下待20多分钟。和其他生活在冷水中的潜水动物一样，帝企鹅的血液循环系统远离皮肤，这样有助于它们维持体温。
（注：右图并不是帝企鹅）

## 小型氧气瓶

在哺乳动物的肌肉里，有一种叫作肌红蛋白的蛋白质，这种蛋白质可以携带大量氧气。一些潜水动物体内的肌红蛋白数量是陆生动物的30多倍。

## 减压病

当人们利用水下呼吸装置进行潜水活动时，必须慢慢地返回水面。如果他们太快浮出水面，体内的氮会以气泡的形式积聚在血液中，让人非常不舒服。这就是"减压病"，得了这种病的人常常痛得直不起腰来。

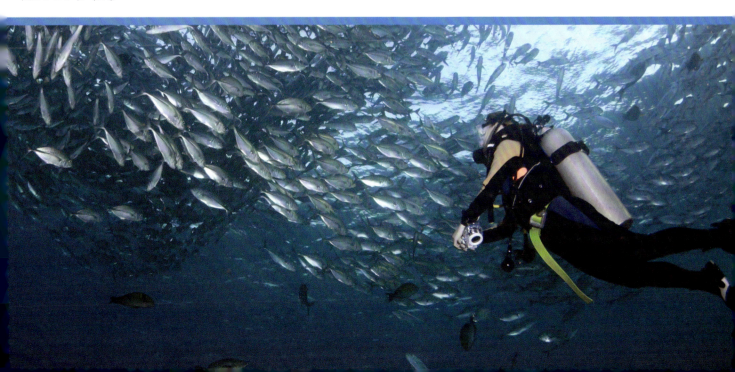

# 深水环境中的动物血液

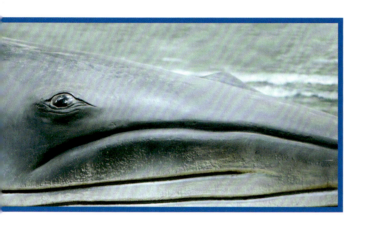

### 蓝鲸的血液

蓝鲸的心脏每跳动一下都可以泵出超过190升的血液。这么多血液呀！在深海潜水时，它们的心跳会放缓，并将大部分血液留存在大脑和心脏里。

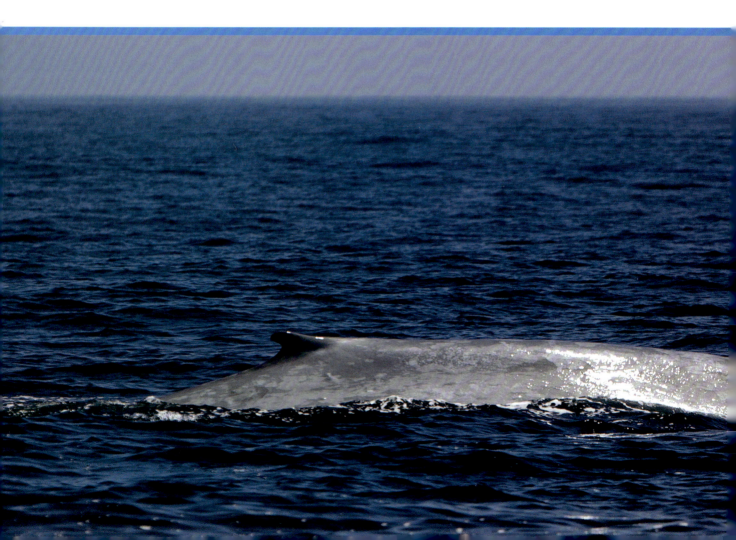

## 鲸鱼可以做到，我们却不能做到

鲸鱼能快速浮出水面，还不会患上减压病。因为当鲸鱼潜到 30.5 米以下时，它们会收缩肺部，排出血液中的氮。

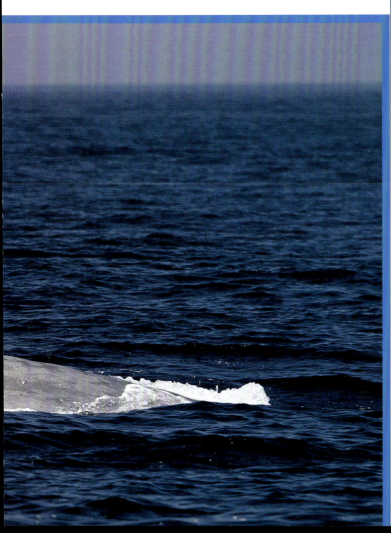

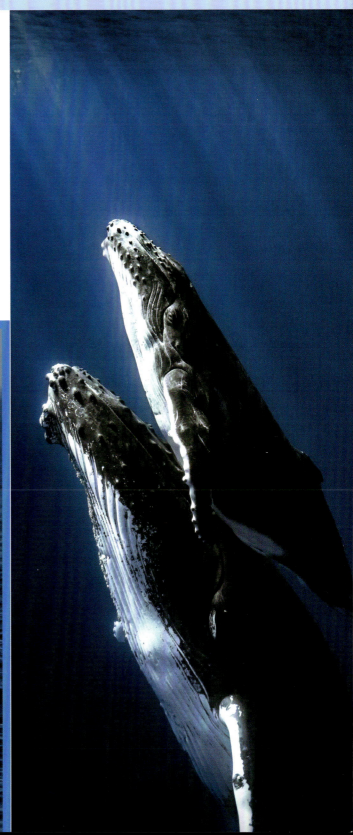

# 冬眠的血液

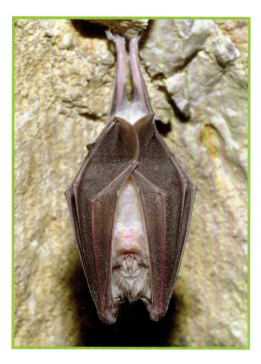

当动物冬眠时,它们的身体会发生很多变化。血液在皮肤附近的时间减少,在器官附近的时间增多。血液也会变得更黏稠。

## 心跳减速

动物冬眠时心跳频率会缓慢降低。蝙蝠飞行时的心率是每分钟600多次,但当它们冬眠时,心率能降到每分钟40次以下。旱獭的心率能从每分钟80次降到每分钟4次。北极地松鼠的脉搏可以从每分钟几百次降到一两次。

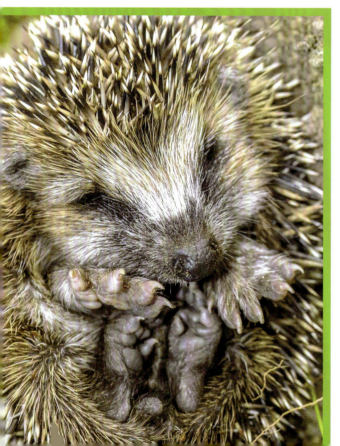

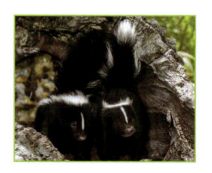

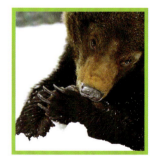

## 红细胞,白细胞

许多冬眠的动物体内都有更多的红细胞,这使得它们每次呼吸都能吸收更多的氧气。而大部分冬眠动物冬眠期间,体内的白细胞数量都会减少。减少白细胞是为了给增加的红细胞腾出更多空间,这是很好的适应性。但是这种适应并不完美,它会导致冬眠动物更容易患上传染病。

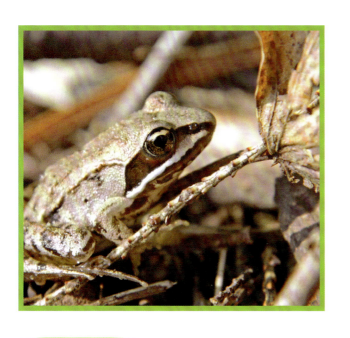

## 甜的血液

生活在阿拉斯加和加拿大的林蛙能在寒冷的森林里冬眠,那里冬天的温度会低至 -62℃。它们怎么做到的?为什么它们的血不结冰?为什么冰没有刺穿它们的血管?好多疑问呀!当林蛙冬眠的时候,它们的肝脏会释放大量糖分。糖分和水在细胞中混合,形成一种黏稠得无法凝固的糖浆。而且林蛙冬眠时,心脏也停止了跳动。

## 没有血块

当人们久坐或者长时间躺着,血小板可能会聚在一起形成血块。但是冬眠的动物几个月不动也没有血块。这是为什么?因为它们的血液里没有血小板。

## 冬眠针

生物学家发现冬眠的松鼠血液里有一种化学物质可以救人命。当他们把这种化学物质注射到醒着的松鼠体内时,松鼠就会立刻冬眠。人们发生意外失血过多时,身体组织可能会因为缺氧死亡。一支冬眠针能让人体处于安全的状态,直到接受医治。

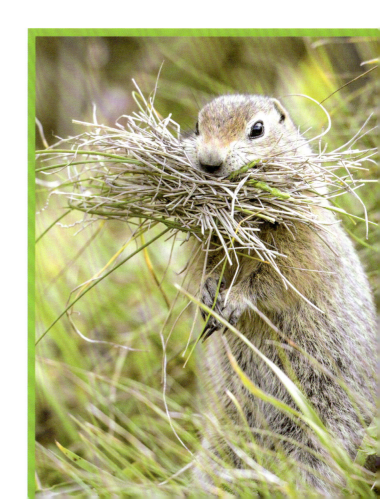

# 血液的气味

很多动物对周遭血液的气味很敏感。有些动物通过这些气味寻找食物。还有些动物通过气味预警,从而判断附近是否有捕食者。

## 龙虾的血液

龙虾在晚上进食。由于周围环境很暗,无法看清捕食者。导致个别龙虾被捕食,这样一来龙虾血液中的化学物质便会溶在水里,进而提醒其他龙虾附近有危险。龙虾没有鼻子,它们是怎么闻到血的味道呢?当然是用它们的触角。

## 测试一下

生物学家是如何知道危险提示来自龙虾的血液而不是黏液或者别的什么?当然是通过实验验证的!生物学家的实验室里有一个装满了龙虾的水池。他们往水池里加入少量龙虾血液时,几乎所有的龙虾都避开了血液并试图躲起来。

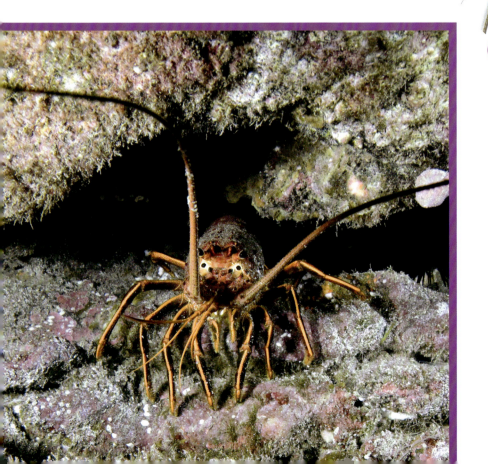

## 鲨鱼与血液

你听说过鲨鱼能闻到海里任何地方的一滴血的味道吗?鲨鱼确实有很强的嗅觉,但它们只能在奥运会标准游泳池大小的空间里闻到一滴血的味道,而不是整个海洋。

## 血腥味

你闻过血腥味吗?生物学家想知道血液中金属味的由来。多次实验之后,他们发现了产生这种气味的化学物质。当生物学家把这种物质涂在野生动物园的树上时,东北虎对树又抓又舔又咬。

## 小心!

一些脊椎动物用血液预警。这些动物包括鱼、鼠、鸡,甚至牛。血腥味告诉这些动物,捕食者可能就在附近,当它们闻到血腥味之后,会迅速逃离危险区。捕食者也会在闻到血腥味时暂停寻找猎物。

# 用血液防御

一些动物会释放血液来吓唬或者伤害捕食者。这种适应性被称为"应激性出血"。当你危在旦夕的时候,流一点血又算得了什么?

## 释放毒血
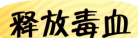

地球上有5000多种瓢虫。成年瓢虫依靠从腿部关节处释放有毒的血液来击退捕食者。如果你捡到一只瓢虫,千万要对它好一点!

## 血液喷射
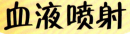

你的身高是多少?把你的身高乘以4或者乘以5看看。披甲树螽血液喷射的高度可达自己身高的四五倍。它们还把有毒的血液储存在身体的上部,用来吓跑蜥蜴和其他想吃它们的动物。

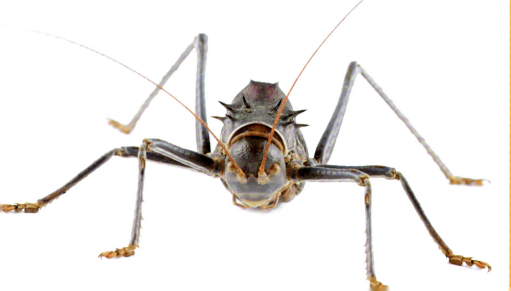

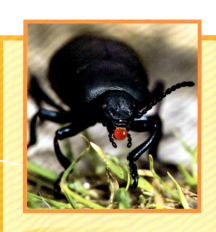

## 血鼻甲虫

这些昆虫在受到威胁时会释放出难闻的血液。由于它们不会飞,这种防御可以保护它们免遭鸟类捕食。血鼻甲虫的血是红色的,这就是它有趣名字由来的原因。

## 难闻的血液

有些萤火虫会从头部正下方的前翅那里释放充满毒素且难闻的血液。当生物学家拿萤火虫喂蜘蛛时,蜘蛛先是拾起萤火虫,但是很快又扔掉了。

## 接招

不只是成年昆虫会应激性出血,很多幼虫也会。叶蜂幼虫会喷射一种蓝绿色液体保护自己免受黄蜂和蚂蚁的攻击。

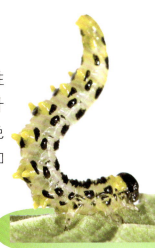

## 爆开的血液

有两种石蝇会通过应激性出血来吓唬或者拖住捕食者。一种石蝇可以将自己的橙黄色血液喷出25厘米远,另一种石蝇的血液会在击中目标后变得黏稠。生物学家曾观察到蚂蚁试图把它们脸上粘的血拔开,结果蚂蚁越用力拔,脸上的血就越黏稠。

## 芫菁

如果一只芫菁喷血在你的身上,猜猜会发生什么?它们血液里的毒素会灼伤动物皮肤并引起水疱。它们血液中的化学物质有如此功效,所以被合成药物用于治疗皮疣。

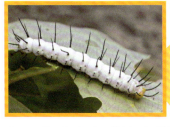

## 染病出血

有一种毛虫在感染病毒或者被打扰时会应激性出血。有时,它们会通过棘状突起把排出去的血吸回体内。

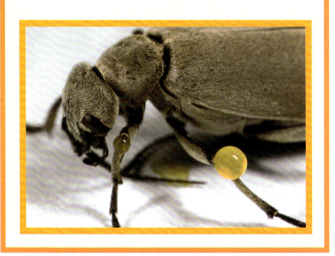

# 用血液防御

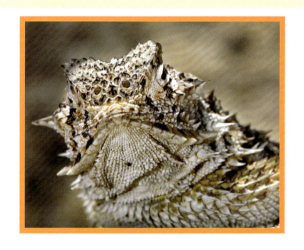

一些爬行动物也会用应激性出血来保护自己免于被捕食。通过升高血压挤破眼睛附近的血管，使血液喷出来，吓坏捕食者，然后趁机逃跑。

## 后退

一些种类的角蜥能从眼睛旁边的囊中把血喷出2米远。太不可思议了！喷出的血会吓呆狼和狐狸一类的捕食者。这种血的味道很差，因为角蜥是以有毒的收获蚁为食。收获蚁毒液中的毒素会转移到角蜥的血液中。

## 试一下

为了喷射血液，角蜥会挤压它们眼部附近的几块肌肉。静脉附近的肌肉紧缩，使血压升高，然后将血液猛烈地从身体里射出。你也来试一试收缩眼部周围的肌肉吧。人们会觉得你在挤眉弄眼。

## 林蚺出血

加勒比海地区的林蚺能从眼睛和鼻子里反射性喷血。

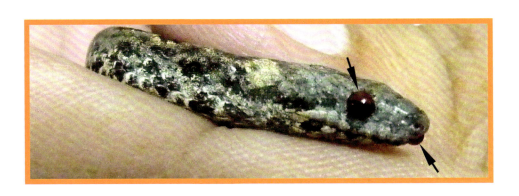

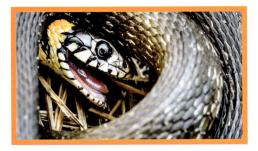

## 这条蛇骗到你了吗？

水游蛇通过装死迷惑捕食者。装死时，它们会翻倒在地并张开嘴，从鼻子和嘴里渗出血来。

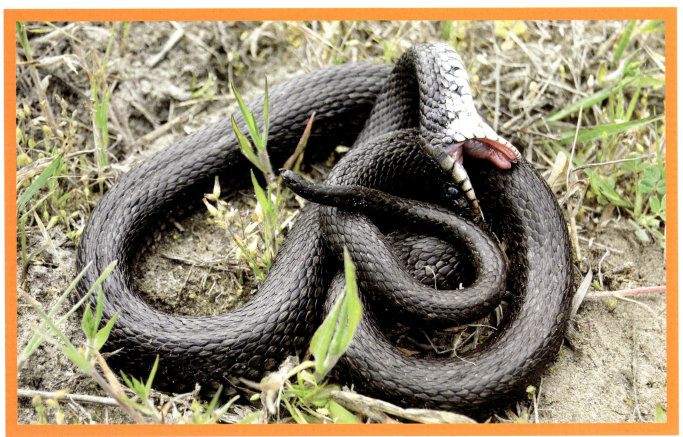

# 动物的血液魔术

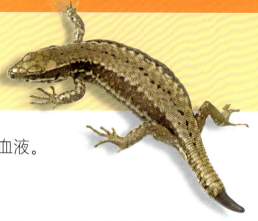

虽然血液对动物非常重要，但是有些时候它们却宁愿舍弃血液。

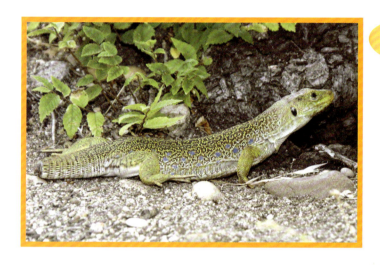

## 哈哈，你上当啦！

受到威胁时，有些动物可以通过自断身体的某一部位来迷惑敌人。这种行为被称为应激性截肢。蚱蜢、蝈蝈、盲蛛、竹节虫和其他一些昆虫会自断腿部，而有些蜥蜴则能自断尾部。

## 不需要创可贴

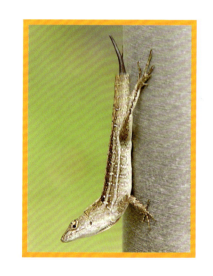

动物如何在不失血的前提下断去身体某一部位？能用应激性截肢的动物身上都有一个特殊的部位，被称为骨折线。昆虫和龙虾靠近骨折线的腿部关节可以迅速合拢，这样就不会失血过多，而且它们的血压也很低。蜥蜴的骨折线在尾椎中间。有些蜥蜴可以重新长出尾巴。

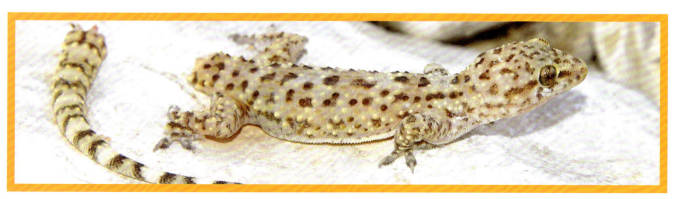

## 蜕皮

当爬行动物蜕皮时,表皮细胞失去了血液供应,导致细胞死亡。蛇会蜕掉整张皮,而其他爬行动物会一块一块地蜕皮。年幼的爬行动物比年老的更爱蜕皮。

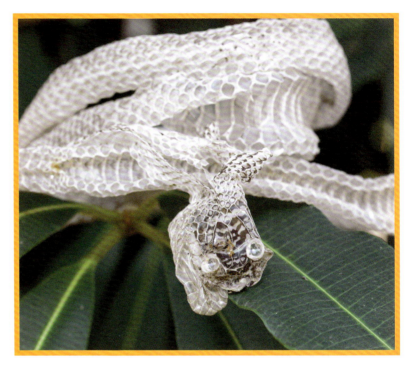

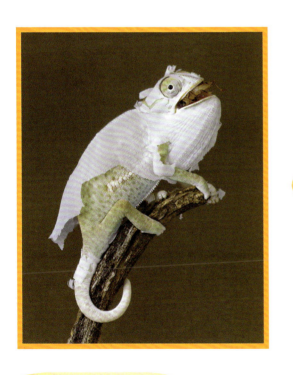

## 没有血管的部位

脊椎动物的耳朵、鼻子和关节都由软骨组成,这些部位没有血管。

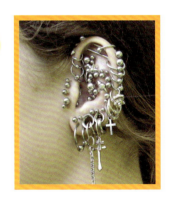

## 水下魔术师

龙虾在受到威胁时,会自断四肢和触角。海参、海星和海蛇尾的身体可以再生。它们不会流血致死,因为它们的血液大部分由海水组成,它们可以在需要时将海水抽入体内。

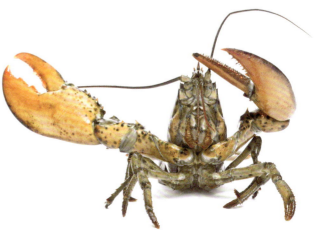

# 令人惊讶的血液

对动物了解得越多，就会越惊讶于它们身上一些奇怪的地方竟然有血液。但是当想到它们的身体需要能量才能运转，这也就不奇怪了。

## 感受脉搏

很多动物用胡须感知外界。老虎的胡须能感知猎物脖子上的脉搏，脉搏告诉老虎大动脉在哪里。用大量血液供给神经细胞，才能让老虎的胡须发挥功能。

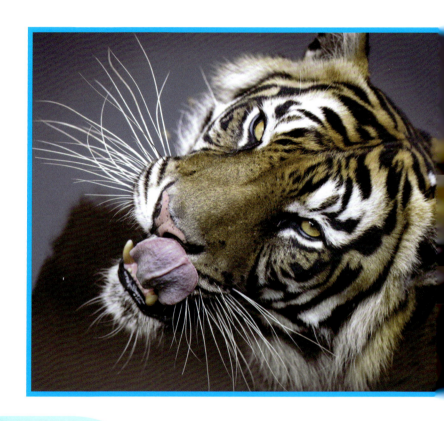

## 避开血线

动物的爪子里也有血液循环。与肉相连并有血液流动的那部分指甲被称为血线。当人们给宠物修剪指甲的时候，要注意躲开血线。如果是浅色的指甲，很容易看见血线。但如果是像狗那样深色的指甲，主人就要加倍小心了。

## 需要氧气的胚胎

生长中的胚胎也需要氧气。用显微镜或者放大镜观察鸡蛋的蛋壳，你会发现上面布满能让氧气和二氧化碳进出的气孔。仔细看看右边这张图，可以看到蛇卵内膜上分布的血管。

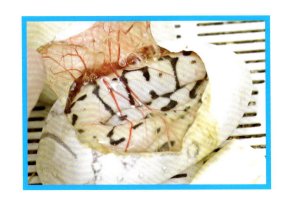

## 会呼吸的皮肤

弹涂鱼可以在陆地上生存，它们使用许多靠近皮肤表面和口腔内部的小血管来呼吸。青蛙、蝾螈也用同样的方法将氧气输送到体内。

## 绒膜里的血液

每年春天，雄鹿都会长出新的鹿角，新生的鹿角外面覆盖一层布满细小绒毛的膜，被称为绒膜。这层绒膜可以为鹿角提供氧气和营养。当鹿角彻底长成后，鹿就会用鹿角蹭灌木或者大树，为的是蹭掉绒膜。

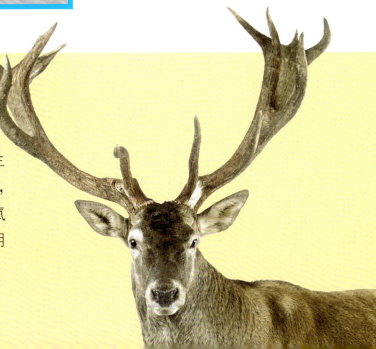

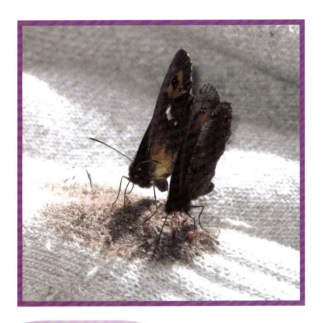
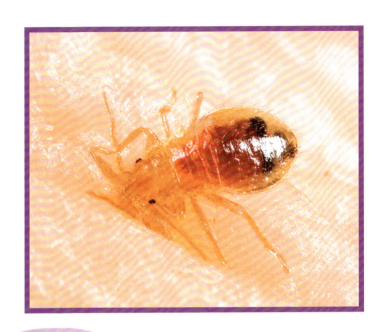

## 以血为食

有些动物每天都能吸到血液。另一些动物只有运气好的时候，才能吸到送上门的血液。上图中的蝴蝶正在吸食袜子上的鲜血。

## 臭虫

臭虫依靠反复叮咬寻找可以吸食血液的毛细血管。和许多其他吸血昆虫一样，臭虫的幼虫在蜕皮前必须先吸血。

## 贪婪的捕食者

虱子以多种动物的血液为食。它们通过喉部特殊的泵将血液输送到身体里。和水蛭不同，虱子每隔几小时就要吸一次血。从上图中可以看见虱子体内的血。虱子的排泄物呈暗红色就是因为里面有很多宿主的血液。

## 厉害的口器

你是否想过为什么有些昆虫咬人比其他昆虫更疼？雌性鹿蝇和马蝇用于吸血的口器，跟蚊子的针状口器不同。它们用两对叶片状的颚割开皮肤，待血流出来之后，再用海绵状口器吸食。

# 吸血者

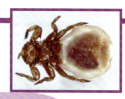

### 羊虱蝇

羊虱蝇是一种以绵羊血液为食的寄生昆虫。绵羊受感染后羊毛上会出现红棕色的斑点，如下图所示。羊虱蝇才不会浪费它们赖以为生的血液，这些斑点其实是羊虱蝇排出的含有血液的粪便。

### 血液线条

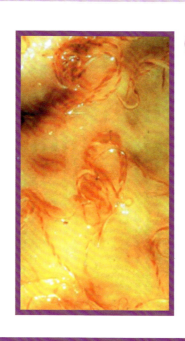

捻转血矛线虫以绵羊、山羊以及其他哺乳动物胃壁里的血液为食。如果动物体内寄生大量线虫，就会因失血过多而死亡。贯穿整条线虫的红色线条（左图），就是它们从宿主身上吸食来的血液。

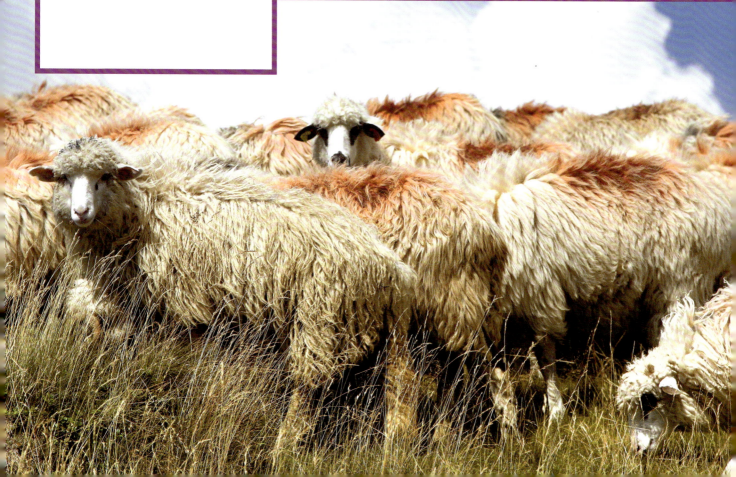

## 血液窃贼

跳蛛和螨虫不用叮咬哺乳动物，就能喝到它们的血液，这是为什么呢？因为它们捕食了那些刚用血液填饱肚子的蚊子。苍蝇、恙螨和其他蜱虫则依靠扁虱吸的血为生。

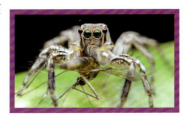

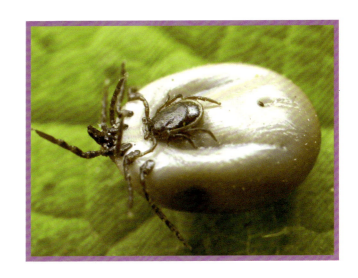

## 搭便车

雌性螨虫以寄生的方式生存，并以宿主的血液为食。螨虫需要血液来使它们的卵发育。幼虫成长、蜕皮都需要血液。很多螨虫只选择同一类型的宿主，也有不挑宿主的螨虫。螨虫有蜻蜓螨、蜥蜴螨、蜘蛛螨、蛇螨、老鼠螨、鸽子螨等。

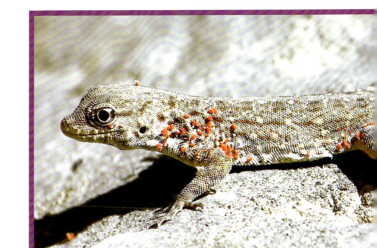

## 瓦螨

当蜜蜂在花间飞舞的时候，瓦螨会爬到蜜蜂身上，跟它们一起回到蜂巢，螨虫会感染蜂巢，进而杀死成百上千的幼蜂。

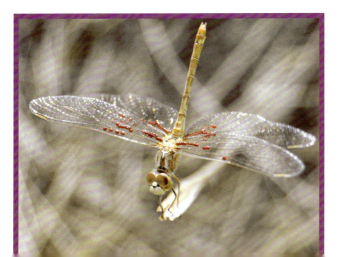

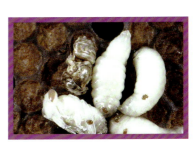

# 血液测试

血液测试可以帮助医生和兽医从很多方面了解他们的病人。通常只需要取少量的血液进行检测即可。

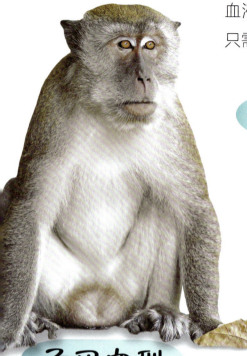

## 血型

人的血型大致分 4 种：A 型、B 型、O 型和 AB 型。狗有 8 种血型，而猫只有 3 种血型。乌鸦有 11 种血型，而马的血型多达 30 种！人的血液也会被打上加号或减号，以此告诉医生其血细胞中是否含有一种特殊的蛋白质。医生是通过对恒河猴的研究了解到这种蛋白质的。并取恒河猴英文名称开头的两个字母，将这种蛋白质命名为 Rh 阳性（Rh+）或 Rh 阴性（Rh−）。

## 孟买血型

世界上只有几百个人是孟买血型。这种血型来自很久以前出现于印度的基因突变。携带这种突变基因的人可以给其他任何血型的人输血，但却只能接受孟买血型的血液。全世界只有几个血液库储存有这种稀有的血型。

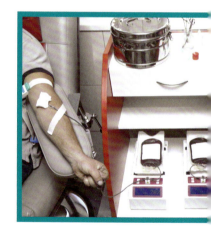

## 白细胞的故事

医生和兽医通过观察血细胞的大小和形状，进而寻找血液寄生虫。例如，来自疟疾疫区的人可能携带镰刀形状的血细胞（右下图），这种血细胞有助于对抗血液寄生虫。但是镰状细胞无法携带充足的氧气，可能会导致人生病。

## 输血的困惑

在医生或兽医给病患输血之前，他们必须知道病患的血型。20 世纪初，一位来自奥地利的医生发现了如何检测血型。在此之前，病人常因输入错误血型的血液而死亡。

实际上，有些工作比其他工作更容易接触到血液。手机设计师在工作中从不会面对血液，而兽医则每天和血液打交道。麦吉·蒙丘尔医生将在这里回答一些关于血液的问题。

## 关于动物的健康，血液检测能告诉你什么？

你可以用血液做很多测试。当人们谈到血液检测时，他们通常谈论的是生化检查和CBC。不过还有许多其他特殊的血液测试可以帮助你进一步弄清宠物的问题。

## 什么是生化检查？

血液生化检查主要检测动物器官的工作情况。例如，血液中葡萄糖含量高的宠物可能患有糖尿病，血尿素氮含量高的宠物可能有肾脏问题或者胃溃疡。

## 什么是CBC？

CBC表示全血细胞计数。包括白细胞、红细胞和血小板的计数。CBC还会测量血细胞的宽度和颜色。这些信息可以告诉我们宠物是否贫血，以及感染情况。

## 宠物可以输血吗？

可以。用同一品种动物的新鲜血液或者冷藏血液就能给自己的宠物输血。血液由细胞和血浆组成，这两部分可以单独保存，因为宠物输血时可能只用到其中一部分。

## 动物也会晕血吗？

我曾经见过宠物的主人晕血，但从来没有见过动物晕血！

# 血液测试

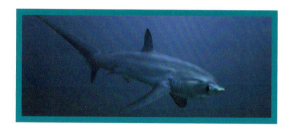

人们可以通过验血了解更多野生动物的健康情况。生物学家需要的血液非常少，并且取血不会伤害动物。

## 数量减少

为了找出白令海和阿留申群岛附近港海豹数量减少的原因，生物学家已经采集了它们的血样用于化验病毒和疾病。

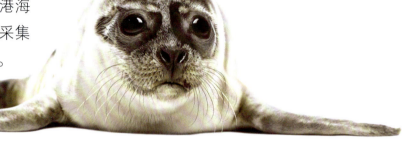

## 有关激素水平的测试

野生动物吸引了成千上万的游客。生物学家想知道游客增多会不会给动物带来压力。加拉帕戈斯群岛经常有游客造访，生物学家从生活在这个岛上的海鬣蜥身上抽取了少量血液样本。他们将这个岛上海鬣蜥体内的应激激素水平与在没有游客造访的岛上生活的海鬣蜥的应激激素水平做了对比。测试显示激素水平并没有不同。

当生物学家测试海鬣蜥体内的应激激素时，他们必须在抓到海鬣蜥的最初3分钟内采集血液样本。如果时间过长，生物学家测试的可能就是海鬣蜥被抓获时产生的压力而不是附近有游客时产生的压力了。

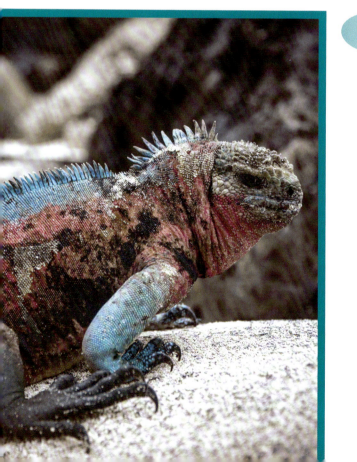

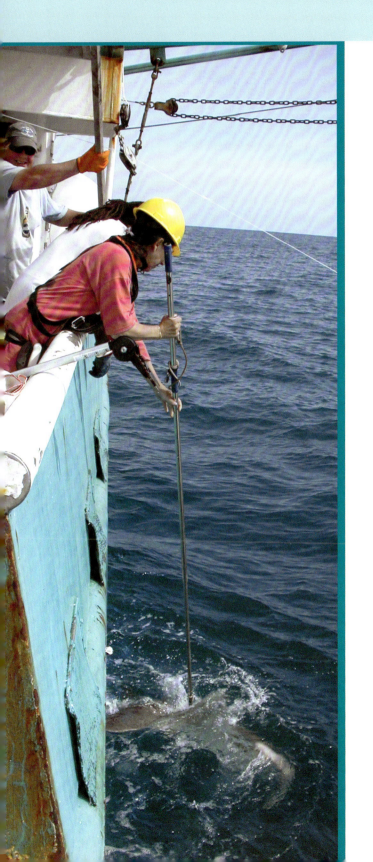

## 污染问题

生物学家从鲨鱼（左图）和海龟（下图）身上采集血样以获悉动物如何应对生存环境中的污染。抽血和测量之后，动物会被放归野外。有时，生物学家会在野生动物身上安装信号传送器。

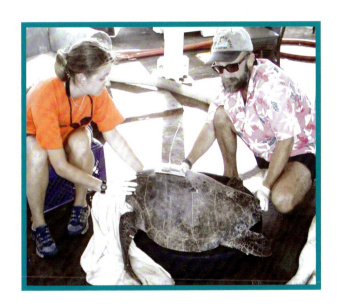

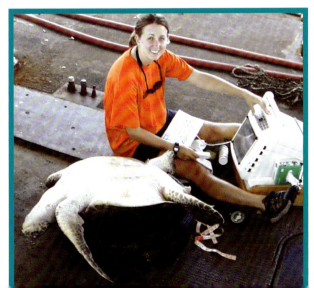

# 古怪的血液

## 臭血

如果你曾压扁过"臭大姐（蝽象的俗名）"，你或许就会知道为什么它们会有这样一个名字。蝽象的血液中含有难闻的化学物质，它们依靠释放血液发出信息素，然后用这种方式与同伴交流，告诉同伴哪里能找到好吃的食物。生物学家或许能利用这些信息素帮人们清除家中的蝽象。

## 无头蟑螂

无头蟑螂听起来像是虚构的，但它们真实存在。当蟑螂失去头部，血液就会在伤口上凝结。因为蟑螂拥有开放的血液循环系统，它们的血压不像拥有闭合血液循环系统的生物那么高。昆虫通过外骨骼上的小孔获得氧气，所以它们不需要用鼻子或者嘴呼吸。

## 血冰棒

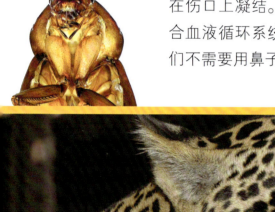

夏天吃的冰棒尤其美味。很多动物园会把血冰棒作为夏日零食款待肉食动物。左图中豹子吃的就是用塑料模具冻成的脑形冰棒。

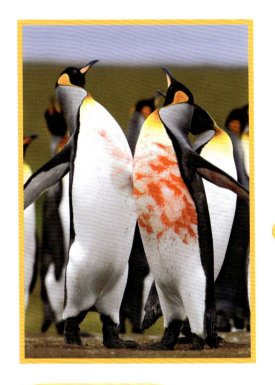
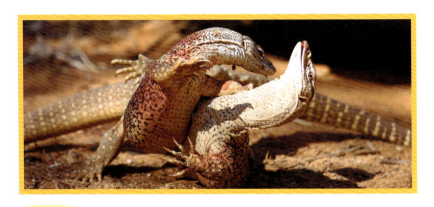

### 争斗

企鹅会在争夺配偶时大打出手,它们用翅膀击打对方,致使双方受伤流血(左图)。巨蜥为争夺领地而战时,会用锋利的爪子抓伤对方(上图)。

### 翅脉的伪装

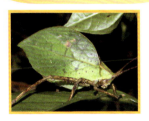

昆虫竟然跟树叶一样!不仅颜色跟树叶一样,甚至翅膀上的翅脉也伪装成了叶脉。

### 假的血液

河马通过排出被称为汗血的红褐色黏液,为身体降温。黏液中的化学物质就像防晒霜一样保护河马不被阳光晒伤。汗血还能保护河马免受细菌侵害。

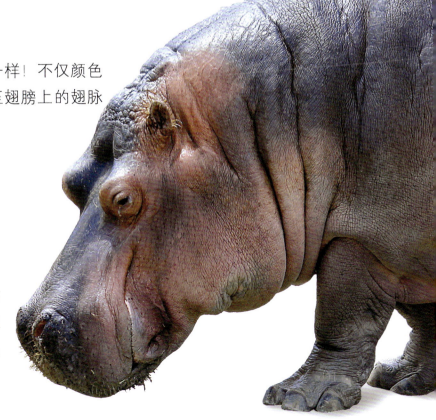

# 古怪的血液

### 研究

墨西哥钝口螈的大眼睛和毛茸茸的鳃令它们看起来非常有趣。这些蝾螈生活在水下，它们永远不会变成其他蝾螈的那种成体形态。它们的鳃因为含有富氧血液而呈鲜红色。科学家正在研究它们神奇的自愈能力。墨西哥钝口螈的心脏、脊髓、腿以及部分大脑都可以再生。

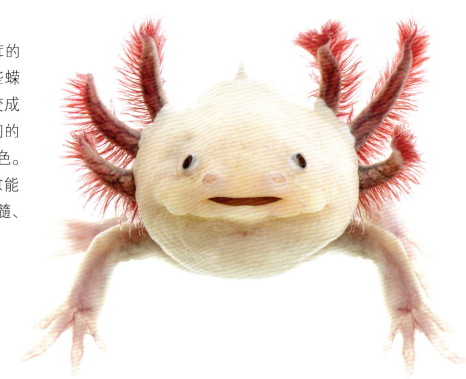

# 致谢

**以下个人、地方和组织所提供的信息为本书做出了巨大贡献：**
Adriano Aguzzi, Amateur Entomologists' Society, American Heart Association, American Museum of Natural History, Matt Anderson, Christian Arnold, Jill E. Arnold, Jon C. Aster, Christián Atala, Christopher Austin, John P. Babiarz, Ludo Badlangana, Bonnie A. Bain, Rodrigo Egydio Barreto, George A. Bartholomew, P. W. Bateman, Daniel E. Bauer, J. J. Becnel, Barbara Beltz, Ernest F. Benfield, Bioweb/University of Wisconsin-La Crosse, A. J. Blaylock, J. D. Bobb, Biology Boom, C. A. Bost, Drion Boucias, Catherine Brahic, Paul M. Brakefield, Ron Broglio, Danit Brown, Tanya Brunner, Sandra D. Buckner, Howard Franklin Bunn, Mauricio Canals, Tim Caro, James E. Carrel, Hamanda B. Cavalheri, Centers for Disease Control, Y. Chamba, J. B. Charrassin, Crystal Cockman, Cornell University College of Veterinary Medicine, Daniel P. Costa, B. Coughlin, Eugene C. Crawford, Jr., C. P. da Costa, Anne Innis Dagg, Helton Carlos Delicio, Department of the Environment and Energy/Australian Antarctic Division, Charles D. Derby, DesertUSA, Hannah diCicco, D. P. F. Duarte, Thomas Eisner, Vanessa O. Ezenwa, Jennifer Faddis, F. Fish, Kevin Fitzgerald, P.A. Fleming, Timothy Forrest, Fossil Rim Wildlife Center, J. Howard Frank, The Franklin Institute, Friedrich-Alexander-Universität, Marilia P. Gaiarsa, Kate Gammon, Ri-Li Ge, James N. George, Percília Cardoso Giaquinto, Michael A. Goetz, Helena Goscilo, Fredric R. Govedich, Carolyn Gramling, Great Lakes Fishery Commission, Bruno Grossi, Murilo Guimaraes, Shelley C. Halach, Shannon Hall, Jen Hamel, George Hammond, Y. Handrich, Ben Harder, Harvard Medical School, Mirian M. Hay-Roe, James Edward Heath, R. D. Heathcote, Anne Marie Helmenstine, R. Hibst, David E. Hill, Kirsten N. Hines, D. Hoban, Lorenz Hunziker, José Iriarte-Díaz, John B. Iverson, Donald C. Jackson, Robert R. Jackson, Howard E. Johnson, D. Jones, Sam Jorgensen, Julia C. Jones, Michiya Kamio, A. Kato, K. Kerst, Ashot Khrimian, A. Kienle, Ronald E. Kinnunen, Charles R. Knapp, Walter D. Koenig, Barbara Konig, Brenda Larison, Matthias Laska, Robert C. Lasiewski, Christine R. Lattin, Leeches Medicinalis, L. Lilge, Harvey B. Lillywhite, Y. Le Maho, Haude Levesque, L. Lilge, Harvey B. Lillywhite, Heather Sealy Lineberry, Y. Ling, D. Lutz, Alexis C. Madrigal, Ivan Maggini, Paul Manger, Payton Manning, Marine Mammal Center, Ruben Marrero, Kim Marshall-Tilas, M. Marshall, Larry D. Martin, J. R. Mason, Alan G. McElligott, Jerrold Meinwald, Amanda Melin, Joe Mello, Dini M. Miller, Jacqueline Miller, Missouri Department of Conservation, Caio Akira Miyai, Russell F. Mizell, III, Richard Mooi, P. Morrison, Caroline Müller, Y. Naito, Virginia L. Naples, National Association of Rescue Divers, National Oceanic and Atmospheric Administration, National Park Service, New York State Department of Environmental Conservation, Ximena J. Nelson, Y. Niizuma, J. Nott, Charles L. Nunn, Michael Oellermann, Patrick O'Gara, Benjamin P. Oldroyd, M. S. Patterson, David T. Peck, Caro Perez-Heydrich, Petre Petrov, Purdue University Medical Entomology, Ma Qi-sheng, Ga Qing, L. Michael Romero, Chang Rong, A. Roomer, Paul Rose, M. Rosenmann, Johan Ruud, Fabio Henrique Carretero Sanches, Sankalp India Foundation, Farzana Sathar, Katsufumi Sato, Megan Scudellari, Thomas D. Seeley, R. S. Seymour, Shkelzen Shabani, Alexandra Shapiro, W. C. Sherbrooke, E. M. Silva, Scott R. Smedley, Michael L. Smith, David L. Stachura, Stanford University/Environmental Science Investigation, R. Steiner, Karla S. Stevens, J. Stevenson-Hamilton, Mark A. Suckow, Wanda Taylor, Javier Torres, Orlando J. Torres, David Traver, Tom Turpin, Zachary Velcoff, I. A. Vitkin, Gilson Luiz Volpato, Larisa Vredevoe, Amy Wagers, Y. Watanuki, Thayer Watkins, Don Weber, Nick Wegner, B. C. Wilson, Ronald P. Wilson, Wisconsin Department of Natural Resources, C. X. Wu, Lu Dian-Xiang, Ma Yan, Liu Yin, Ed Yong, Trevor T. Zachariah, Jennifer Zaspel, H. Zhang, Bai Zhen-Zhong, Yang Ying-Zhong, Caihong Zhu, Olivia Walton Ziegler, and Leonard Zon.

**作者向以下摄影师和摄影资料来源处表达感谢：**
Denis Anderson/CSIRO Australia (page 75-bottom right), Leanne & David Atkinson (page 70-bottom left), Christopher Austin (page 13-top left), California Academy of Sciences/ Gerald and Buff Corsi/Creative Commons (page 65-middle left), CDC/Harvard University (page 73-top right), CDC/Sickle Cell Foundation of Georgia/Jackie George, Charles River Microbial Solutions (pages 6 bottom-right and 29-bottom), CSIRO/Australia (page 75-top right), Bruce Dale/National Geographic/Getty Images (pages 6-top and 63-top), Michelle Dang/Zon Lab/Harvard University (page 63-middle), Desmodus/Wickimedia Commons (page 66-middle), Dumi/Wikimedia Commons (page 65-bottom), Bernard Dupont/Wikimedia Commons (page 64-bottom), Steve Garvie/Wickimedia Commons (page 68-middle), Jim Gathany/CDC (pages 5-top and 72), Elegua/Shutterstock.com Elliott J. Hagedorn/Zon Lab/Stem Cell Program/Boston Children's Hospital/Harvard Medical School (page 63-top, bottom left, and bottom right), Mark Jones/Roving Tortoise Photos/Oxford Scientific/Getty Images (page 65-bottom right), Lakeview Images/Shutterstock.com, Joe Mello/NEFSC/NOAA (page 29-left), NASA (page 33-middle left, middle right, bottom left, and bottom right), NOAA Corps (page 29-top and bottom right), NOAA Ship DAVID STARR JORDAN Collection Commander John Herring, NOAA/Southwest Fisheries Science Center (page 44), Philiadelphia Zoo/Robertsphotos1/Flickr (page 66-top), Marlin Rice (page 51-bottom right), San Diego Zoo/Minden Pictures (page 76-bottom), Sandstein/Wikimedia Commons (page 67-bottom), Beverly Sinclair (page 72-bottom left), Javier Torres (page 57-top), Túrelio/Wikimedia Commons (page 73-top left), and Alan R. Walker/Wikimedia Commons (page 74-top left).

**作者亦向以下个人和团体表达感谢：** Beverly McBrayer (Library Media Program Director) and students at Hall Fletcher Elementary School in Asheville, North Carolina for their valuable editorial feedback.

# 术语

**血液**：许多动物体内的一种组织，它将氧气和其他营养物质输送到动物的全身，并带走废物。

**血管**：遍布动物体内的管道，负责运送血液。血管包括静脉、动脉和毛细血管。

**细胞**：生命的最小单位。多细胞动物可能有数百万至数万亿不同功能的细胞。

**血吸虫**：以血液为食的动物。

**血蓝蛋白**：一种铜基分子，存在于许多动物体内，可以携带氧气和二氧化碳。

**血红蛋白**：脊椎动物体内携带氧气的铁基分子，部分节肢动物和软体动物也有血红蛋白。

**血淋巴**：节肢动物和软体动物体内含有血液和淋巴的循环液。

**血液毒素**：影响或破坏血细胞的毒素。

**冬眠**：冬季，某些动物为了适应食物短缺会休眠几个月。

**血浆**：血液中的液体部分。

**蛋白质**：由氨基酸组成的大分子。有些蛋白质是能加快反应速度的酶。

**毒素**：引起疾病或损害身体的化合物。

# 小实验

**观察血管**：坐在桌子旁，一只手平放在桌子表面，五分钟后，看看你手上的静脉，让朋友帮忙测量你能看到的静脉的宽度（以毫米为单位）。将同一只手放在身侧，站立五分钟，然后观察这些静脉，测量一下它们的宽度。现在把你的手举过头顶五分钟，然后观察并测量。当你的血管中有更多或更少的血液时，你的血管会发生多大的变化？

**观察白细胞**：仰望蓝天（不要直视太阳），你可能会看到小斑点在你眼前移动。这些斑点是白细胞。为什么你看不到红细胞和白细胞一起运动？因为光可以很好地穿过白细胞，让你看到它们。